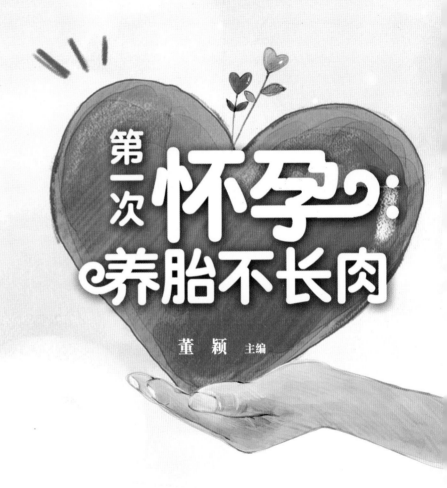

第一次怀孕：养胎不长肉

董颖 主编

U0341632

吉林科学技术出版社

图书在版编目（CIP）数据

第一次怀孕 ： 养胎不长肉 / 董颖主编． — 长春 ：
吉林科学技术出版社，2015.11
ISBN 978-7-5384-9873-8

Ⅰ．①第… Ⅱ．①董… Ⅲ．①孕妇—营养卫生②产妇
—营养卫生 Ⅳ．① R153.1

中国版本图书馆 CIP 数据核字 (2015) 第 233456 号

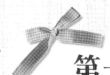

第一次怀孕：养胎不长肉

Diyici Huaiyun: Yangtai Bu Zhangrou

主　　编　董　颖
出 版 人　李　梁
责任编辑　孟　波　端金香　王　皓
封面设计　长春市一行平面设计有限公司
制　　版　长春市一行平面设计有限公司
开　　本　889mm×1194mm　1/20
字　　数　210千字
印　　张　10.5
印　　数　1—7200册
版　　次　2016年7月第1版
印　　次　2016年7月第1次印刷
· ·
出　　版　吉林科学技术出版社
发　　行　吉林科学技术出版社
地　　址　长春市人民大街4646号
邮　　编　130021
发行部电话/传真　0431-85635177　85651759　85651628
　　　　　　　　　　　　　　85652585　85635176
储运部电话　0431-86059116
编辑部电话　0431-85635186
网　　址　www.jlstp.net
印　　刷　长春百花彩印有限公司
· ·
书　　号　ISBN 978-7-5384-9873-8　　　如有印装质量问题　可寄出版社调换
定　　价　35.00元　　　　　　　　　　版权所有　翻印必究　举报电话：0431-85642539

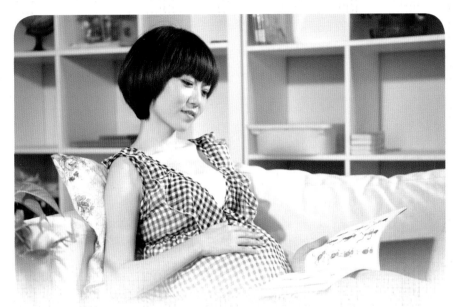

前　言
Qianyan

　　怀孕不仅仅是孕育一个小生命，对于女性来说，也是一次个人的成长。面临着让人惊喜的怀孕，仍会觉得突然，你甚至都没有来得及搞清楚胎囊、胎芽和胎心意味着什么，就升级为"准妈妈"了。怀孕了要注意什么，营养够不够，胎儿发育得好不好，需要做哪些检查，孕吐时怎么吃，怎样避免受到辐射，怎样给胎儿进行胎教……怀孕期间，你可能会面临诸多上述的问题，本书试图为你所关心的问题找到科学、全面、细致的答案。本书以孕育一个聪明健康的宝宝为目的，信心满满地指导每一对准父母生一个健康聪明的宝宝，帮助每一位准妈妈平安、顺利地度过整个孕产期，享受自己的幸福时光。

目录

第一章

孕前准备

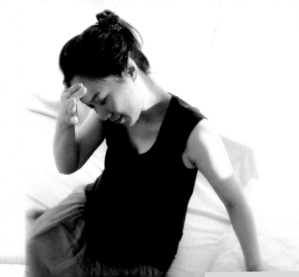

第二章

孕期妈妈和胎儿的变化

第三章

孕期检查

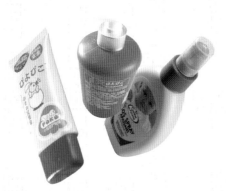

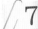

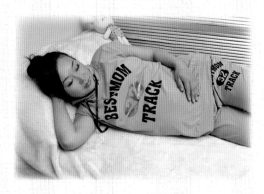

第四章

孕期营养

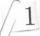
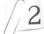
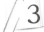

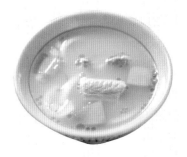

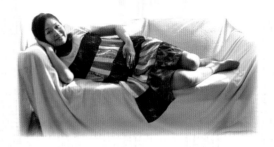

第七章

孕期胎教

第一章

孕前 准备

对年轻的夫妻来说，孕育一个健康、优秀的宝宝，是生活中的头等大事。宝宝是爱情的结晶，也是维系家庭和睦的纽带。在孕育宝宝之前，夫妻双方有必要了解一些相关知识，为孕育健康的宝宝做好准备。

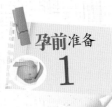

孕前准备 1

孕前准备

每月变化

孕期检查

孕期营养

生活指导

孕期保健

孕期胎教

准备怀孕，你应该注意什么

如果你是准备怀孕的女性，就应该从计划怀孕的那一刻起，远离可能对健康不利的所有因素，让自己的生活有规律。只有身体健康的女性才能生出健康的宝宝。

孕产要点

应该提前多长时间停药

通常推荐孕前3个月停止服用避孕药，停药之后，大部分女性需要3～6个月的时间恢复规律性月经。比如你希望在8月怀孕，那么应该在5月就开始停药。在停药期间可以换一种避孕方式。

孕产要点

选择最佳的受孕年龄

有很多女性把怀孕时间推迟到30岁以后，甚至40岁以上生育的女性也越来越多。但是从医学角度分析，女性最佳生育年龄为23～30岁，男性为27～35岁。年轻的夫妇一定要根据自己的具体情况，选择最佳的生育年龄。

在女性体内生成的卵子是以25岁为转折点开始老化，年龄越大老化程度越严重。因此高龄初产妇难产率比年轻初产妇显著增高，胎儿畸形率也显著增高，这对准妈妈自身和胎儿的健康都十分不利。

总之，适当的生育年龄靠夫妻双方灵活掌握，但或早或晚大致要有个参考标准为好。建议35岁以后怀孕的高龄初产妇产前一定要进行染色体检查。

孕产要点

选择最佳受孕时机

选择在适宜的季节怀孕，不仅有利于宝宝的先期发育，对新生儿的护理和产后身体的恢复都有很大的影响。

7月上旬到9月上旬受孕最为适宜。这样，早孕反应正值秋季，避开了盛夏对食欲的影响，而且夏末秋初水果、蔬菜品种丰富、新鲜可口，此时受孕的女 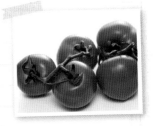 性早期早孕症状基本消失，食欲增加，可以有计划地补充营养，调理饮食，为母子提供充足的营养。

季节是受孕考虑的重点，但受孕时机也不能忽略。女性每月有6天时间为受孕最佳时机，即排卵前5天及排卵当日。在晚上9～10时受孕是最合适不过的。一般来说，晚9～10时是同房受孕的最佳时刻。

孕产小提示

◎人体生物钟在不断地变化…

人体的生物钟和状态在一天24小时内是不断变化的。早7～12时，人体的身体状态呈上升趋势；13～14时，是白天里人体功能最低时刻；下午5时再度上升，晚11时后又急剧下降。

孕前准备

每月变化

孕期检查

孕期营养

生活指导

孕期保健

孕期胎教

孕产要点

体重控制在多少比较合适

用体重（千克）除以身高（米）的平方得到的数值便是体质指数。体质指数处于20～29都属于风险最小的范围。过胖的女性出现过期妊娠、妊娠糖尿病、妊娠期高血压综合征的概率都会更高一些。过瘦的女性则有可能会产下营养不良的宝宝。

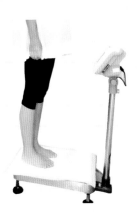

孕产要点

孕前丈夫应该注意哪些问题

丈夫孕前保健，关键有两点：第一，培养良好的生活习惯。第二，避免接触有毒物质。吸毒者应戒毒，吸烟者应戒烟，嗜酒者应戒酒。工作环境存在有毒物质时，应积极采取保护措施。所有以上准备工作均应在其妻子准备怀孕前5个月左右开始进行，因为精子的成熟需要两个多月时间，而不是今天想要宝宝，今天或昨天戒烟戒酒就可以解决问题。

此外，男性在育前的保健还包括饮食营养、身体健康、心情愉快、夫妻恩爱等社会、心理、生理诸多方面。做好男性孕前保健才能为孩子的健康打下一个良好的基础。

孕产要点

什么情况下担心不孕症

凡结婚后有正常的性生活，在女性月经中期进行无保护性行为2年以上而未受孕者称为不孕症。

如果你的月经周期不规律或者根本没有月经，那么你就可能没有排卵。如果这样，在计划怀孕时或者尝试了6个月之后仍未能怀孕者，请向医生咨询。

孕产要点

记住！孕前营养要加强

一般情况下在孕前3个月至半年，就要开始饮食调理，每天要摄入足够量的优质蛋白、维生素、矿物质、微量元素和适量脂肪，这些营养素是胎儿生长发育的物质基础。

表现	原因及标准
保证充足优质蛋白质的供给	每天摄取优质蛋白质40～60克，保证受精卵的正常发育。优质蛋白质是指容易消化吸收的蛋白，如鸡、鸭、鱼、瘦肉、虾、鸡蛋、豆制品等
要保证脂肪的供给	脂肪是机体热能的主要来源，其所含必需脂肪酸是构成机体细胞组织不可缺少的物质，增加不饱和脂肪酸的摄入对怀孕有益
保证充足的营养素	新鲜蔬菜和水果含有丰富的维生素、矿物质及微量元素

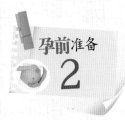

为什么要**戒烟、戒酒**

吸烟对怀孕和胎儿危害的观察和研究很多。女性不论是自己吸烟，还是处于吸烟的环境中，对自己和胎儿都是不利的。

孕产要点

孕前为什么**要戒烟**

因为在烟草燃烧产生的烟雾中，含有尼古丁、氰化物、一氧化碳及焦油等有害化合物。吸烟有以下四大危害。

● 早产率高

调查了两组同样人数的准妈妈，即不吸烟组准妈妈和吸烟组准妈妈，结果吸烟组早产儿的发生率多于不吸烟组。

● 宝宝体重低

吸烟组产妇的孩子比不吸烟组产妇的孩子的平均体重低100克，吸烟越多，孩子的体重越低。

● 胎儿畸形率高

吸烟组准妈妈每天吸烟不足10支，胎儿的畸形率便为10%。

● 孕期并发症增多

吸烟组的准妈妈每日吸烟20支以下，合并胎盘早剥离和前置胎盘者比不吸烟组高28%，吸烟越多，并发症越多，各种并发症有时高达85%。

孕产要点

孕前为什么**要戒酒**

夫妻任何一方过度饮酒皆可引起生育力减退。如怀孕时，轻者可致胎儿发育不良，重者胎儿可表现为器官和神经发育缺陷及畸形，如小头畸形、脸间隙狭小、上颌骨发育不全、下颌小、腭裂、关节畸形、掌纹异常、心血管异常及外生殖器畸形等。以上表现统称为"酗酒综合征"。

酒的危害主要是酒精中毒，使肝脏发生嗜酒肝炎和脂肪肝。肝脏是身体的重要器官，具有解毒、造血、蛋白合成、糖原储存等功能。

肝脏受损营养不良，会使叶酸缺乏及多种维生素缺乏，导致贫血、神经系统疾病及胎儿畸形等情况。

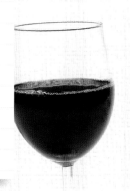
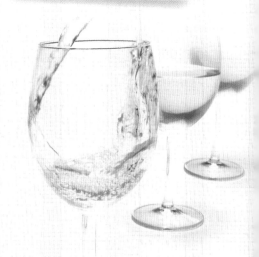
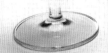

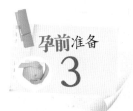

孕前准备
每月变化
孕期检查
孕期营养
生活指导
孕期保健
孕期胎教

孕前准备 3

常见的孕前产检有哪些

准备怀孕的夫妻，都不要省略了孕前检查这项程序，以便及时发现自身健康存在的问题，及时诊治，以免延误怀孕的重要时机。

孕产要点

男性该做的孕前检查

✿ 生殖系统检查

泌尿生殖系统的健康对宝宝也很重要，这项检查是孕前体检必不可少的。生殖系统是否健全是孕育宝宝的前提，除了排出这些因素外，还要考虑传染病，特别是梅毒、艾滋病等。

✿ 肝功能检查

虽然肝脏疾病是否能够通过精子传染，现在还没有定论，但极容易传染给朝夕相处的爱妻，甚至通过母体传染给宝宝。为了保险起见，做一个全面的肝功能检查也是丈夫的职责所在。

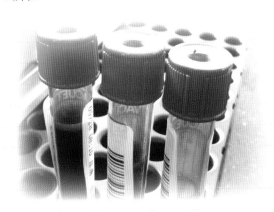

孕产要点

女性该做的孕前检查

✿ 口腔检查

如果牙齿没有其他问题，只需洁牙就可以了，如果牙齿损坏严重，就必须拔牙。这是由于怀孕时雌性激素增加，使准妈妈免疫力降低，牙菌斑菌落生态改变，从而促使牙周组织对牙菌斑感染的局部刺激反应加重，出现牙龈炎症等牙病。不注意口腔卫生或原来有牙龈炎的准妈妈更容易发生牙周问题。因此在怀孕前女性应进行口腔检查，消除牙龈炎症，避免孕期牙病治疗药物对胎儿的影响。

✿ 染色体检测

检查遗传性疾病有助于及早发现先天性性腺发育异常，以及先天性卵巢发育不良综合征等遗传疾病。

✿ 血糖检查

孕前还要进行血糖检查，如果有高血糖的倾向应及时治疗，孕期吸收的营养会很多，如果人体血糖调节异常就会出现糖尿病的现象，这对准妈妈和胎儿是非常危险的，容易导致流产、死产或胎儿畸形。

孕前
准备

每月
变化

孕期
检查

孕期
营养

生活
指导

孕期
保健

孕期
胎教

妇科检查

妇科检查包括促卵泡激素、黄体生成素等6个项目，月经不调的女性需要检测。如果准妈妈患有卵巢肿瘤，即使为良性，也会给孕育带来危险。因为怀孕后子宫不断增大，会影响对肿瘤的观察，甚至带来流产、早产的遗憾。

生殖系统检查

生殖系统检查至关重要，它直接影响着卵子和精子的结合，以及受精卵的着床。通过白带常规筛查滴虫、真菌、支原体、衣原体感染、阴道炎症，以及淋病、梅毒等性传播疾病。如发现患有性传播疾病，最好先彻底治疗，然后再怀孕。

脱畸全套检测

60%～70%的女性可能会感染上风疹病毒，一旦感染，特别是妊娠起初的3个月，会引起流产和胎儿畸形。更重要的是，风疹病毒是导致先天性心脏病的主要因素。因此在准备怀孕前3个月要进行风疹、弓形虫、巨细胞病毒检测。在孕前5个月注射风疹疫苗，以保证胎儿不受到疫苗病毒的侵害。

肝功能检查

曾经患过肝炎的女性在怀孕和分娩时，准妈妈的血液或分泌物病菌会直接传染给胎儿，所以在怀孕前最好接受肝功能检查。

已有抗体的女性，可以免去该项检查。没有抗体的女性就必须接种防疫疫苗。对于乙型肝炎患者或怀孕后才患上肝炎的女性，则应该给刚出生的宝宝接种蛋白与疫苗。

尿常规检查

尿常规检查有助于肾脏疾患的早期诊断。患肾脏病的人如果怀孕，肯定要患妊娠高血压综合征，随着症状的加重，有的人会出现流产或早产，还有的人则必须进行人工引产。根据肾脏病的程度和症状不同，是否可以妊娠、分娩请与专业医生商量，并应在未取得医生许可之前进行避孕。

贫血检测

平时有头晕或站起来时眩晕、头痛、呼吸困难等症状，应

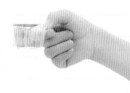

怀疑有贫血倾向，在怀孕前应接受贫血检查，如在检查中被明确诊断为贫血，应在饮食中摄取足够的铁和蛋白质，或服用铁剂，治疗好后再怀孕。

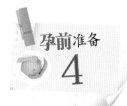

孕前准备 4

准爸爸一定要做的事情

妻子在怀孕的关键时刻，作为"准爸爸"要把孕育小生命看做是夫妻共同的责任，准爸爸应该陪着妻子一起"怀孕"。

孕产要点

要养成良好的生活习惯

男性孕前保健，关键在于避免接触不良的环境和培养良好的生活习惯，吸烟者应戒烟，嗜酒者应戒酒，并保证不接触毒品、性生活不糜乱等等。在准备怀孕前5个月左右，应严格规范自己的行为，对精子的呵护从头开始，以保证最后完成受孕的精子健康完美，为宝宝的健康打下一个良好的基础。

孕产要点

避免做大龄爸爸

30～35岁的男性，其精子有最强大的生命力，最宜生育。所以男性应在最佳受孕年龄段进行受孕，尽量避免超过35岁再怀孕。若超过50岁，那将会带给优生更多的麻烦，道理很简单，随着男性年龄的增长，其精子像卵子一样不仅会出现遗传问题，而且让卵子受孕的能力也大大降低。男性年龄越大，精子质量越糟糕，遗传变异越多。所以"老爸爸"实不可取，即使不在35岁以内，也一定不要超过50岁。

孕产要点

要避免接触不良的环境

现代研究表明，已知的对精子有毒害作用的物质包括：某些化学制剂，如苯、甲苯、甲醛、一氧化碳、二溴氯丙烷、杀虫剂、除草剂等等。

某些金属、麻醉药品、化疗药品、放射性物质、成瘾性毒品等。它们能杀死尚未成熟的精子，或使得精子残缺不全，破坏其遗传基因，使胎儿发育出现障碍，使其子女容易诱发神经系统畸形、先天性心脏病、消化系统畸形、白血病、脑瘤等疾病，所以一定要避免接触不良环境。

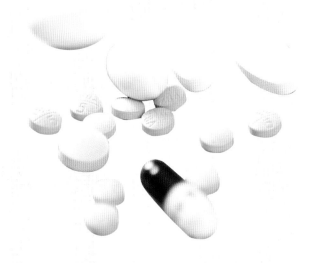

孕前准备

每月变化

孕期检查

孕期营养

生活指导

孕期保健

孕期胎教

孕前准备

每月变化

孕期检查

孕期营养

生活指导

孕期保健

孕期胎教

孕前准备 5

孕前疾病早知道早治疗

在计划怀孕之初，一定要去正规医院做一次全面身体检查。在日常的工作以及生活中，如果有不适症状也要及时就医，及时治疗，以免对日后的怀孕产生影响。

孕产要点

患有心脏病可以怀孕吗

在心脏病中，如果症状不严重，日常生活没有障碍，就可以受孕。但这类女性的妊娠危险高于健康的女性。如果想怀孕的话要选择有心脏病专科医生的医院，做全面检查，认真评估心脏状况，必要时应接受医生的生活指导。

孕产要点

高血压患者孕前应注意什么

高血压是一种具有遗传倾向的疾病，计划怀孕的女性，尤其是家族有高血压病史者，一定不要忘了测试血压。高血压会给准妈妈和胎儿带来危险，高血压患者并非不能怀孕，但极易患怀孕中毒症，而且多是重症。通过体检发现高血压的人需请专家进行全面检查，以决定能否怀孕，在医生的全面评估允许下，才可以怀孕。怀孕前虽有高血压，但程度轻、病程短的女性，要注意生活起居，要充分摄取高蛋白饮食，控制盐分的摄入。避免过劳、睡眠不足、精神紧张，争取在怀孕前使血压恢复正常，而且年纪不要太大才好。

孕产要点

肝炎患者，怀孕有危险吗

乙型肝炎病毒携带者在怀孕期间不会受到疾病的影响，但分娩或哺乳时很可能使新生儿受到感染，因此，在分娩后应立即给宝宝接种免疫球蛋白和疫苗，或舍弃母乳哺乳。对于迁延型慢性肝炎，如病情轻微，肝功能正常，病人年轻，体质又好，经过适当治疗，可以怀孕。但在怀孕后应坚持高蛋白饮食和充分休息，加强孕期监护，必要时也需要住院观察。

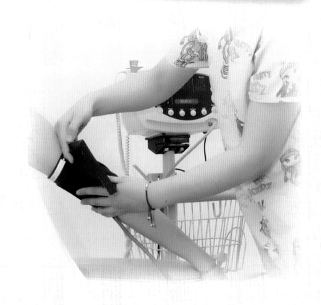

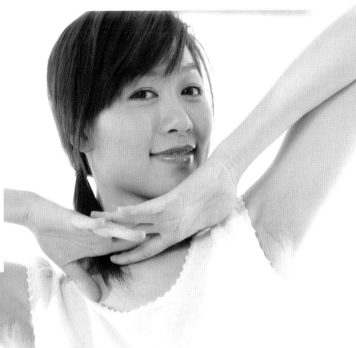

孕前准备

每月变化

孕期检查

孕期营养

生活指导

孕期保健

孕期胎教

孕产要点

有肾脏病的女性能怀孕吗

对于急性肾炎来说，只要能根治就不会影响怀孕，但如果是慢性肾炎，则容易引起妊娠高血压综合征，应特别注意。严重时会出现流产或早产等现象。根据肾脏病的程度和症状不同，应与专科医生商量是否可以怀孕、分娩，并应在未取得医生许可之前进行避孕。在肾脏病治好以后，也应有一定的观察期，并得到医生的同意后才可怀孕。

孕产要点

患有糖尿病谨慎怀孕

糖尿病对准妈妈来讲，是有着致命性危险的疾病之一。身患糖尿病的准妈妈患上高血压疾病的概率比普通人高4倍，而且怀孕期间胎儿还有可能生长过大，给分娩带来困难。患糖尿病的准妈妈发生流产、死产，以及畸形儿的概率都比较高，不过只要在怀孕前接受适当的治疗，妊娠期间严格遵守医生的指导，也可顺利分娩，不必过分紧张。

患有糖尿病的女性首先要在孕前进行各种检查，确定是否可以按计划受孕。

怀孕以后，准妈妈要进行自我血糖监测，严格将血糖控制在正常范围内，同时要定期到医院做检查，密切观察胎儿的生长发育情况。如果发现准妈妈病情加重或胎儿异常，应酌情考虑是否需要终止妊娠。

孕产要点

孕前发现结核怎么办

如有持续低热、易疲劳、咳嗽、咳痰等症状，应及时就诊。结核病的治疗要在使用抗结核药等疗法的同时摄取充足的营养，安静休息，生活要有规律。重症者要进行手术，治愈后是可以怀孕、分娩的。

孕产要点

贫血女性调理后可怀孕

在怀孕前如果发现患有贫血，首先要查明原因，确认是哪种原因引起的贫血，进行积极调理。在饮食中摄取足够的铁和蛋白质，或服用铁剂，待贫血基本被治愈后即可怀孕。

孕前准备

每月变化

孕期检查

孕期营养

生活指导

孕期保健

孕期胎教

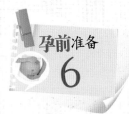

孕前准备 6

孕前禁忌的药品有哪些

夫妻双方在孕前服药，许多药物会影响精子与卵子的质量，或者使胎儿致畸。用药问题必须引起待孕父母的警惕。

孕产要点

避孕药

准备怀孕的女性要提前6个月停服避孕药。因为在停药的前几个月，卵巢的分泌功能尚未恢复正常，子宫内膜也相对薄弱，不能给受精卵提供良好的孕床。

因此提前6个月停药，以代谢体内残留药物，恢复卵巢功能和子宫内膜周期。对避孕栓、避孕药膜等化学药物，在有了明确的怀孕计划后，一定要停止使用这种方式，以免残留的化学药物危害到精子的健康。

孕产要点

激素和解热镇痛药

雌激素过多会造成上肢短缺（海豹样），女婴阴道腺病，男婴女性化、男婴尿道下裂。可的松可致无脑儿、兔唇腭裂、低体重畸形；甲状腺素可导致畸形。

阿司匹林或非那西汀，可致骨骼畸形，神经系统或肾脏畸形。

地西泮片会造成发育迟缓；巴比妥会致指短小，鼻孔通联；氯丙嗪会造成视网膜病变。

孕产要点

中药

中药成分复杂，对于生殖细胞的影响不容易被察觉，而许多人始终认为中药性温，补身无害，甚至随便去药房抓药使用，这都是极其危险的做法。准备怀孕的女性应该慎重服用的中药有麝香、斑蝥、水蛭、巴豆、牵牛、三棱等，可致畸胎、死胎及流产。

另外，怀孕时服用中药须谨慎，在使用中药材之前，应请合格的中医师诊断，以避免造成无谓的伤害。

孕产要点

抗生素药

如四环素类药，可致骨骼发育障碍，牙齿变黄，先天性损失白内障等。链霉素及卡那霉素，可致先天性耳聋，并损害肾脏；氯霉素可抑制骨髓造血功能，新生儿肺出血；红霉素能引起肝损害，磺胺（特别是长效磺胺）可导致新生儿黄疸。

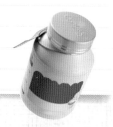

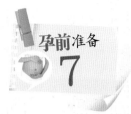

孕前准备

7

提高受孕概率

在享受性爱的同时，掌握适当的诀窍，可以提高受孕的概率，性生活也是有很多需要注意的地方。

孕产要点

保持爱的愉悦

受孕时的心理状态与优生有着密切关系。当人体处于良好的精神状态时，精力、体力、智力、性功能都处于高潮，精子和卵子的质量也高。做爱时没有忧郁和烦恼，夫妻双方精神愉快，心情舒畅，此时受精，易于着床受孕，胎儿的素质也好。做丈夫的要重视妻子的感受并使妻子达到性高潮，这对于得到一个健康聪明的宝宝至关重要。

孕产要点

性生活后不宜马上洗澡

性生活后，准妈妈可能会想马上洗澡，但是如果想提高怀孕概率，还是不要马上洗澡，应该在床上多休息一会儿，不要站立或行走，这样不仅可以防止精液外流，还可以借助地球引力帮助精子游动，加大受孕概率。

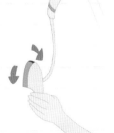

孕产要点

传承传统体位

现在男女生活追求变式，连最私密的性生活也不例外。其实在讲究刺激享受的同时，秉承传统的男上女下的姿势，对怀上健康的宝宝更有利。

男上女下位

女方平躺仰卧，双膝微弯稍分开，这样可使精液射在宫颈口周围，这样的体位对子宫前位的女性最佳。性生活后女方不要马上冲澡，可以在床上躺着休息一会儿，这样可以防止精液外流。

男后女前位

这样的体位对子宫后位的女性可能更佳，更有利于宫颈浸泡在精液中。

孕产小提示

◎确保受孕的小技巧…

女性在性生活后仰卧平躺姿势时，都会有液体从阴道中流出。为了确保受孕，性生活后女性可把双腿朝空中举起，或者在臀下方塞一个枕头，使上身处于一个臀高头低的状态。再或者采取侧卧姿势，膝盖尽量向胃部弯曲。这样同样可以延长精液在阴道的存留时间。

孕前准备

每月变化

孕期检查

孕期营养

生活指导

孕期保健

孕期胎教

孕前准备
每月变化
孕期检查
孕期营养
生活指导
孕期保健
孕期胎教

孕前准备 8

排卵期**的推算方法**

女性排卵前3天到排卵之后的1天，是最容易受孕的时段。尽可能准确计算出女性的排卵日，并且把握好易受孕的这段时间，对于在计划时间内成功怀孕很重要。

孕产要点

月经周期**推算法**

排卵日比较典型的计算方法是根据女性的月经周期进行推算。月经周期往往因人而异，平均值在28天左右，提前7天或者推后7天都属于正常。这里首先需要女性明确的就是自己以往的月经规律，然后计算出下次月经来潮的时间，而通常女性会在下次月经来潮的前2周左右排卵，也就可以因此来推算出排卵日的大概时间。

具体的计算公式：

A1=最短的一次月经周期时间−18天；

A2=最长的一次月经周期时间−11天；

排卵期=（A1−A2）。

即排卵期从月经来潮后的第A1天开始，直到月经来潮后的第A2天结束。

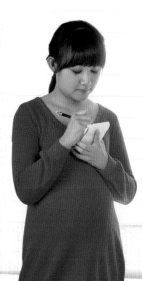

由于一些女性的月经周期并不是十分准确，因此想要提高计划受孕的成功概率，最好去医院进行排卵监测。

孕产要点

基础体温测量法

每天清晨起床前，女性应先用体温计测量一下基础体温。在坚持每天测量的基础上掌握体温下降和上升的时间，以确定排卵日期。基础体温测量方法如下：

早上醒后，在身体不做任何动作的情况下，用温度计测出口腔温度并将测出的体温数标在基础体温图表上。用曲线把一个月的体温数连接起来，形成曲线，由此曲线判断出是否正值排卵期。注意每日要在同一时间进行测量。

女性的基础体温是对应着月经周期变化的。孕激素分泌活跃时，基础体温上升；孕激素不分泌时，则出现低体温。正常的情况下，从月经开始那一天，到排卵的那一天，由于孕激素水平较低，一直会处于低体温，一般为36℃～36.5℃；排卵后，卵泡分泌孕激素，基础体温上升到高温段，一般在36.8℃左右。从低温段到高温段的几日，可视为排卵日，如果在这期间性交，比较容易受孕。

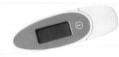

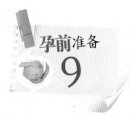

孕前准备 9

为怀孕做营养准备

宝宝的健康与智力，尤其是先天性体质从成为受精卵的那一刻起就已经决定了，因此女性怀孕前的营养状况，与新生儿的健康有着非常密切的关系。

孕产要点

孕前营养补充以早为妙

孕前营养状况良好，新生儿的体重就偏高，健康活泼，出生后很少生病，对孩子的智力也有良好的影响。因此，准妈妈孕前的营养储备状况，对于优生起到很大作用。

如果准妈妈营养不良可能造成孕期血容量增加量的减少，胎儿在子宫内就会发育缓慢。这样的新生儿易感染疾病、肾脏发育不全、体温调节功能差。

另外，怀孕初期很多准妈妈会出现不同程度的妊娠反应，在很大程度上要影响到营养的全面摄入。如果孕前营养储备不足，就会很容易使胎儿发育、特别是脑细胞增殖的高峰期发育受到影响。因此，准妈妈补充营养以早为妙。

名称	营养素功能	常见食物
叶酸	叶酸可以为胎儿正常发育保驾护航，避免脊柱裂、唇腭裂等	樱桃、李子、葡萄、猕猴桃、草莓、绿色蔬菜
铁	铁摄入不足，孕期母体会发生不同程度贫血或营养不良	牛肝、海带、紫菜、牛奶、鸡蛋、水产品、坚果类
钙	钙对胎儿的发育有着重要作用	乳制品、豆类、动物骨等

孕产要点

孕前重点补叶酸

女性应从怀孕前3个月开始重点补充叶酸片或制剂，一直补充到怀孕后的3个月然后就可以遵循着全面摄取、均衡营养的原则，从饮食中吸收叶酸营养即可。

女性在服用叶酸后要经过4周的时间，体内叶酸缺乏的状态才能得以纠正。这样在怀孕早期胎儿神经管形成的敏感期中，足够的叶酸才能满足神经系统发育的需要，而且要在怀孕后的前3个月敏感期中坚持服用才能起到最好的预防效果。

叶酸的来源有哪些

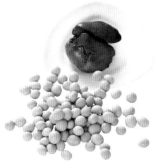

主要存在于植物，尤其是绿色植物类及全麦制品，比如，深绿叶蔬菜，动物的肝脏，谷类食物，豆类、坚果类食品以及新鲜水果。

叶酸饭前吃还是饭后吃好

每天饭后吃，一天一片。晚上睡觉前吃比较好。叶酸可以和维生素E一起吃，还可以同时吃水果、蔬菜，补充维生素。

孕前准备　每月变化　孕期检查　孕期营养　生活指导　孕期保健　孕期胎教

孕前准备
每月变化
孕期检查
孕期营养
生活指导
孕期保健
孕期胎教

孕前准备 10

怀孕的判断！不要忽视这些征兆

在你怀疑自己怀孕时，你的身体会自动验证是否正确。看看你身体是如何告诉你已经怀孕了，这些早期的征兆因人而异。

孕产要点

月经没来

这是最明显的征兆，但有些与怀孕无关的原因也会导致月经不规律，比如紧张、疾病、体重较大的波动。

孕产要点

疲倦

不再有足够的精力应付习以为常的活动。典型的表现就是下班后或在上班的时候你最想做的事就是睡觉或特别想午睡。

孕产要点

盆腔和腹腔不适

下腹到盆腔都感到不舒服，但如果你只是一侧剧痛，就必须在产检时请医生仔细检查。腹部可能会出现微胀不舒服感。

孕产要点

情绪不稳

怀孕早期大量的孕激素使准妈妈的情绪变化大，有时会情不自禁地流泪。

孕产要点

阴道微量出血

胚胎着床时会造成轻微出血，多数女性常常会误以为是月经来了。

孕产要点

恶心和呕吐

恶心、呕吐可能会误以为是感冒，有的人在怀孕3周后就感到恶心，大多数会在怀孕5～6周时才感到恶心。这种现象被称为"早孕反应"，在一天的任何时间都可发生，有的是轻微作呕，有的是一整天都会干呕或呕吐。早孕反应会在怀孕14～16周自行消失。

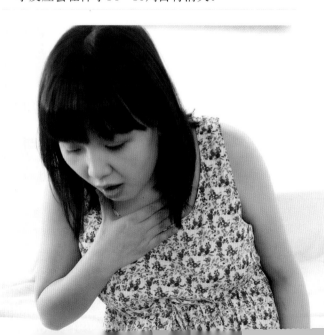

第二章

孕期妈妈和胎儿的变化

本章介绍了孕期早、中、晚各阶段妈妈和胎儿的变化。认识你肚子里的胎儿，了解不同孕周的胎儿发育过程。当你第一次感知到胎动之后，胎儿与你相依相偎的感觉会更加真实亲密，随着他的一天天长大，你与他的交流也会越来越多，而你的孕期，也会因此而变得更加生动、有趣。

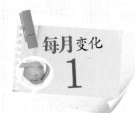

每月变化
1

孕1月的胎儿：小种子安家了

准妈妈看起来没有什么变化，但子宫里面的"种子"却正在慢慢长大。受精卵着床后，在怀孕的第三周开始进行细胞分裂。

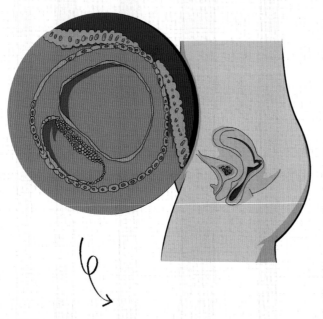

1～2周：尚未受精

进入第二周后期，根据基础体温你会发现你已经进入排卵期，现在你就应该做好准备了。在月经周期的第五至十三天卵泡成熟，第十三至二十天时是最佳怀孕期。

3～4周：小种子"安家"了

这个时期胚胎已经在子宫内着床。完成着床需要4～5天，着床后的胚胎慢慢长大，受精卵不断地分裂，一部分形成大脑，另一部分则形成神经组织。

受精卵的发育与着床

受精卵经过3～4天的运动到达子宫腔，在这个过程中由一个细胞分裂成多个细胞，并成为一个实心细胞团，称为桑胚体。

1.不要任意服用药物。着床期间任意服用药物，有可能导致胎儿畸形。因此，着床期间若出现身体不适，应该立即去医院就诊，找出病因。

2.不可过度劳累，多休息，睡眠要充足，并应控制性生活，以免造成意外流产。

3.戒烟酒。着床期间饮酒，会延缓胎儿的发育，减轻胎儿出生时的体重；着床期间吸烟会导致胎儿畸形的发生，增加胎儿死亡率。因此，着床期间应该戒烟酒。

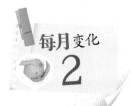

每月变化 2

让 "小蝌蚪" 活力十足

体内缺乏微量元素锌不仅可使人性欲降低，也会降低精子活力。所以，男性可先做体检，通过血液中微量元素锌的检测结果判断是否缺锌。若缺锌，应多吃含锌量高的食物。营养分析结果表明，贝壳类海产品、瘦肉、动物内脏都含有丰富的锌。

孕产要点

动物内脏

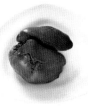

这类食物中含有较多量的胆固醇，其中，约10%是肾上腺皮质激素和性激素，适当食用这类食物，对增强性功能有一定益处。

孕产要点

动植物性食物

植物性食物中含锌量比较高的有豆类、花生、小米、萝卜、大白菜等；动物性食物中，以牡蛎含锌最为丰富，此外，牛肉、鸡肝、蛋类、羊排、猪肉等含锌也较多。

孕产要点

富含精氨酸的食物

精氨酸能够增强精子的活力，对男子生殖系统维持正常功能有重要作用。可多吃诸如鳝鱼、海参、牡蛎、墨鱼、章鱼、芝麻、花生仁、核桃等食物。

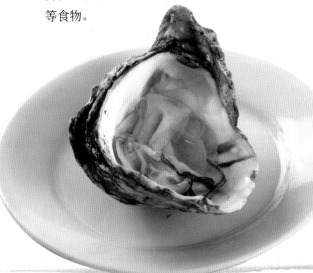

产后食谱

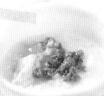

牡蛎粥

材料 糯米30克，牡蛎肉50克，猪肉50克，料酒、盐、蒜末、葱末、胡椒粉各适量。

做法 1.糯米淘洗干净备用，牡蛎肉清洗干净，猪肉切成细丝。

2.糯米下锅，加清水烧开，待米稍煮至开花时，加入猪肉丝、牡蛎肉、料酒、盐一同煮成粥，然后加入蒜末、葱末、胡椒粉调匀，即可食用。

孕前准备

每月变化

孕期检查

孕期营养

生活指导

孕期保健

孕期胎教

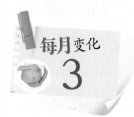

孕前准备

每月变化

孕期检查

孕期营养

生活指导

孕期保健

孕期胎教

每月变化 **3**

孕1月 准妈妈的变化

这个月的前半个月胚胎还没有着床于子宫内膜上，着床是在这个月的中旬前后才完成的。这时，大部分人没有怀孕自觉症状，但也因人而异。

🐛 身体变化

1.子宫壁变得柔软、增厚；形态无明显变化，大小同鸡蛋那么大。

2.乳房稍变硬，乳头颜色变深并且变得很敏感或有疼痛感。

3.基础体温稍高。

🐛 注意事项

远离不利环境：胎儿是十分脆弱的，尤其是刚刚怀孕的时候，这个时期是胎儿发育的重要时期，孕1月准妈妈要特别注意远离不利于胚胎发育的环境。生活居室要保持清新爽洁。不要接触有毒物质，不要照射X射线等放射性物质。

1.尽早做好安排：应尽早安排好今后的工作和生活，不要盲目使用药物、盲目做检查。身体保持轻松闲适，不要大强度运动和过度疲劳。

2.一旦确诊怀孕，并计划好要孩子，你就应该尽早向单位领导和同事讲明，以便安排。

3.不要乱用感冒药。回家后尽可能早些休息，以保证第二天有一个好的工作状态。

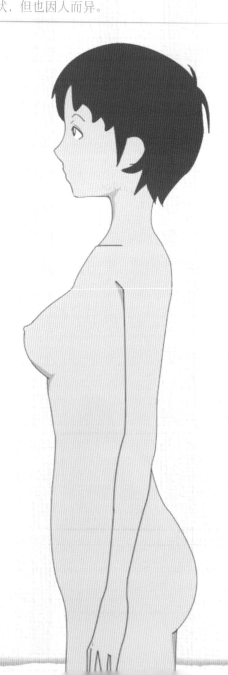

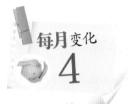

每月变化 4

及时**用试纸验孕**

当卵子受精成功，受精卵会分泌绒毛膜促性腺激素，这种激素进入母体血液后，会再经母体肾脏，从尿液中排出。当激素在血或尿中达到一定浓度时，通过以下一些验孕检测，便能得知有无成功怀孕。

孕产要点

多久能用**早早孕试纸验孕**

一般排卵是在月经周期的第十四天左右，假设此时受精成功了，那么受精卵要产生绒毛膜促性腺激素最快需要六七天，所以，若受精成功，在性生活后的10多天（月经前一周）即可测试。比较常见的情况是在月经超过7～10天后检测，怀孕时间越久，两条线就越明显。

孕产要点

试纸确认后，**要做B超检查**

在怀孕7周以上，利用B超检查能确认胎囊状态，如果B超检查中发现子宫体积变大，同时子宫内壁变厚，就能确认你怀孕了。

孕产要点

使用时**还要注意**

要特别注意包装盒上的生产日期，不要使用过期的早早孕测试纸，以免影响准确性；为了减少早早孕测试纸不准确的概率，操作之前要仔细读早早孕测试纸使用说明。

孕产要点

如何**使用**

1.检测时注意尿液浸没试纸的长度。有时候尿液浸没检测试纸的长度过长可能使测试结果难以判断。

2.应掌握好测定时间。绒毛膜促性腺激素一般在受精卵着床几天后才出现在尿液中，而且要达到一定量才能被检出。

3.如果你对测试结果拿不准，最好打咨询电话问问医生，在医生的指导下完成测试。即使出现测试结果呈阳性但很不明显，也要假设自己怀孕了，要去医院检查一下。

孕产小提示

◎B超检查的必要性…

即使早早孕试纸显示已怀孕了，建议准妈妈也要在怀孕35天时去医院接受B超检查。一方面确定怀孕状态是否正常和推算预产期。另外B超检查还能确定胚胎个数，排除异常妊娠。

B超的作用：

1.确定怀孕状态是否正常和推算预产期。

2.确定胚胎个数。

3.排除异位妊娠，如宫外孕。

孕前准备

每月变化

孕期检查

孕期营养

生活指导

孕期保健

孕期胎教

每月变化 5

孕2月的胎儿：我已经在这里了

本月是胎儿绝大部分器官的分化和形成期。胚胎有躯体和"尾"，能分辨出眼，以及手和足上的小嵴，这些小嵴就是今后的手指和脚趾。与上月相比，胎儿长了两倍以上，从头部到臀部的长度已达到14～20毫米。这个时期的胎儿的嘴巴、眼睛、耳朵已出现。

孕前准备

每月变化

孕期检查

孕期营养

生活指导

孕期保健

孕期胎教

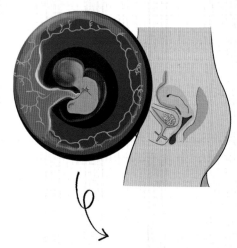

这个月，胎儿的主要器官开始全面形成，准妈妈要注意补充叶酸及维生素、矿物质、蛋白质、脂肪等营养素。

怀孕5周（胎儿3周）
小人儿有苹果籽大小了

胎儿的背部有一块颜色较深的部分，这个部分将发展成脊髓。孕4周时还蜷曲在一起的手脚到孕5周时有了新的发展，像植物发芽一样伸展开来，神经管两侧出现突起的体节，体节将会发展成为脊椎、肋骨和肌肉。

怀孕7周（胎儿5周）
血液循环系统开始工作

突起的鼻子已经在一张一合的运动，能很清楚地看到小黑点一样的眼睛和鼻孔。胎儿的身体也发生了变化，头部将移动到脊椎上面，而且尾巴也逐渐缩短。手臂和腿部明显变长、变宽，所以容易区分手臂和腿部，还能分辨出手和肩膀。可以看到心脏，而且明显地分化为左心室和右心室。

怀孕6周（胎儿4周）
主要器官开始生长

从怀孕第六周开始，胎儿逐渐呈现雏形。虽然后面还拖着小尾巴，但此时手脚四肢已开始像植物发芽一样长出来，能看到明显的突起。面部的雏形也逐渐显现，已形成了眼部的两个黑色突起、耳朵的两个孔、嘴和鼻子的小缝隙。心脏管融合并开始收缩。此外，肝脏和胰脏、甲状腺、肺等器官也开始呈现出原始的形态。

怀孕8周（胎儿6周）
胎儿等于一颗葡萄的大小

此时已经完全可以区分手臂和腿，而且长度也有很大变化，手指和脚趾也成形了。胎儿的皮肤薄而透明，能清晰地看到血管。胎儿的脖子上端形成了外耳，脸部形成了眼皮。开始显露出鼻子和嘴唇，同时开始形成睾丸或卵巢生殖器组织。

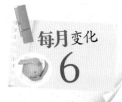

每月变化 6

胎儿与妈妈紧密相连

胎儿虽然是在羊水内生活，看起来似乎与外界无关，但是胎儿已经开始接受妈妈心脏跳动的声音、肠运动的声音、与消化相关的声音（打嗝儿、放屁等）等发出震动而产生的刺激。也就是说，妈妈的心跳安稳，胎儿得到的也是安稳的感觉。所以，对于妈妈来说是一个更应该重视休息、培养稳定情绪的时期。

孕产要点

血型与遗传

人的血型分为A型、B型、O型和AB型4种。A型人的红细胞上有A抗原，B型者有B抗原，O型者无抗原，AB型者有A抗原和B抗原。如果母子血型不合，可使母体产生抗体，致使胎儿及新生儿发生溶血症，准妈妈检测血型，不仅可以推出宝宝可能是什么血型，还可以避免溶血症，这也是检测血型的目的。

父母血型	携带抗原	孩子血型
A+A	A,O	B,AB
A+O	A,O	B,AB
A+B	A,B,AB,O	—
A+AB	A,B,AB	O
B+B	B,O	A,AB
B+O	B,O	A,AB
B+AB	A,B,AB	O
AB+O	A,B	AB,O
AB+AB	A,B,AB	O
O+O	O	A,B,AB

孕产要点

身高与遗传

身高属于多基因遗传，而且决定身高的因素35％来自爸爸，35％来自妈妈，其余30％则与营养和运动有关。假若父母双方个头不高，那只剩30％的后天身高因素，也决定了你力求长个的尝试不会有很明显的效果。

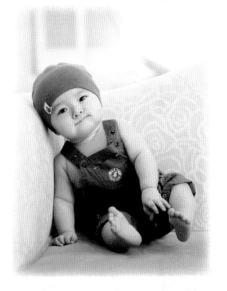

孕产要点

智商与遗传

智力受遗传的影响是十分明显的，有人认为智力的遗传因素约占60％。

一般来说，父母的智力高、孩子的智力往往也高；父母智力平常，孩子智力也一般；父母智力有缺陷，孩子有可能智力发育不全。

但是，不可否认，智力虽然受遗传影响，而后天的环境对智力也有极大的影响。后天教育、训练以及营养等起决定作用。

孕前准备

每月变化

孕期检查

孕期营养

生活指导

孕期保健

孕期胎教

每月变化 **7**

孕2月 准妈妈的变化

有的准妈妈感到嗜睡、呕吐、头晕、乏力等，开始变得慵懒，在白天也感到昏昏欲睡。

孕前准备

每月变化

孕期检查

孕期营养

生活指导

孕期保健

孕期胎教

🌿 怀孕5周 出现类似感冒的症状

月经没有按时来，可以去药店购买怀孕试纸，以便证实自己是否早早孕。一旦证实了，要马上去医院检查。这个时候，大多女性还没有怀孕的明显症状，甚至不知道自己已经怀孕了，但是有些敏感的女性会出现类似感冒的症状。如果有这种症状，同时月经还没有来，就要去医院检查，不要随便吃感冒药。

🌿 怀孕6周 乳房明显变大

这个时期，由于激素刺激乳腺，会感到乳房胀痛，乳头突出会更加明显，还会出现乳晕。由于乳房的血液供应增加，可以透过皮肤看到静脉。

🌿 怀孕7周 基础代谢增加

这个时候，多数女性会出现恶心呕吐，即"早孕反应"，并有疲劳感，总是有些困倦，不愿意做家务，总是想躺着，心跳加快，新陈代谢率也有所增高。由于子宫扩张压迫膀胱导致尿频，分泌物增多会。

🌿 怀孕8周 会出现眩晕症状

现在情绪波动很大，有时会很烦躁，但必须注意，孕6～10周是胚胎腭部发育的关键时期，如果你的情绪过分不安，会影响胚胎的发育并导致腭裂或唇裂。

多数准妈妈会尿频、白带增多、乳房增大、乳房胀痛、腰腹部酸胀。乳房有时会有刺痛。

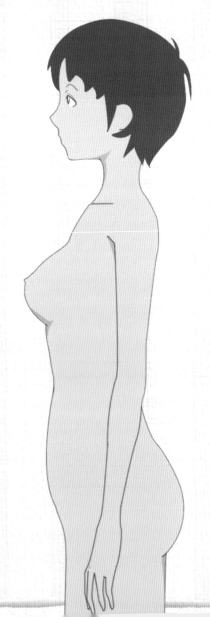

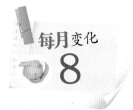

每月变化 **8**

如何**警惕宫外孕**

一般异位妊娠，发生在输卵管内为最常见，约占宫外孕患者98%。宫外孕，多发生于生育年龄的青壮年女性。宫外孕来势凶猛，准妈妈会因腹腔内大量急性出血而导致休克。若不及时处理，则有可能发生生命危险。宫外孕一般有哪些症状呢？

孕产要点

宫外孕**是如何引起的**

🌱 慢性输卵管炎

反复发作的慢性输卵管炎使输卵管黏膜皱襞粘连，管腔狭窄，纤毛受损，易引发宫外孕。

🌱 输卵管周围肿瘤

如子宫肌瘤或卵巢肿瘤，有时可影响输卵管管腔通畅，使受精卵运行受阻。

🌱 各种节育措施

输卵管节育术（如手术结扎等），如果形成输卵管瘘管或再通均有导致输卵管妊娠的可能。

🌱 受精卵外游

一侧卵巢排卵，受精后却经过宫腔或腹腔移行到对侧输卵管，称作孕卵的游走。

孕产要点

宫外孕的**常见症状**

🌱 阴道不规则出血

一般来说，呈点滴状，深褐色，量一般不超过月经量。

🌱 腹痛

为输卵管妊娠破裂时的主要症状，发生率很高，约为95%，常为突发性下腹一侧有撕裂样或阵发性疼痛，并伴有恶心呕吐。

🌱 其他症状

可能有恶心、呕吐、尿频等症状。宫外孕的症状常常是不典型的，有的病人因大出血而发生休克，面色苍白，血压下降。

孕产小提示

◎宫外孕的预防…

如果患有子宫内膜异位、输卵管结核、子宫肌瘤等疾病，一定要在治疗痊愈后，再考虑怀孕。

有早孕反应时应及时去医院检查，鉴别是否为宫外孕。

注意个人卫生，防止生殖系统感染。减少使用专门的阴部洗液的次数，因为它容易破坏外阴部抗菌环境，更容易引起感染。

孕前准备

每月变化

孕期检查

孕期营养

生活指导

孕期保健

孕期胎教

每月变化 9

孕3月的胎儿：正式称为小宝宝了

怀孕10周后便能称为"小宝宝"了。胎儿在羊水中轻轻动着身体，通过胎盘和脐带获取营养。快的话11周左右就可以听到心脏的跳动声了。

孕前准备

每月变化

孕期检查

孕期营养

生活指导

孕期保健

孕期胎教

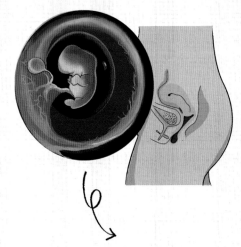

肋骨、皮下血管、心脏、肝脏、胃肠更加发达；自身形成了血液循环，已有输尿管，胎儿可排出一点点尿；骨骼和关节尚在发育中。

🌳 怀孕9周（胎儿7周）
尾巴开始消失

胎儿的尾巴开始消失，背部挺直。手臂逐渐变长，同时形成了手臂关节，所以可以随意弯曲，而且形成了手指和指纹。腿部开始区分为大腿、小腿和脚，同时形成脚趾。

🌳 怀孕11周（胎儿9周）
头部到臀部长达44～60毫米

此时的胎儿虽小，但成长迅速。从脊髓伸展的脊椎神经特别发达，能清晰地看到脊柱轮廓，而且头部占全身长度的一半左右。额头向前突出，头部变长，已形成了下颌。同时，脸部还能大致区分出眼睛、鼻子和嘴巴。

🌳 怀孕10周（胎儿8周）
头部到臀部长达30～40毫米

此时胎儿全面进入胎儿期。在接下来的时间里，胎儿会不断地进行细胞分裂，逐渐拥有人的形状。进入胎儿期以后，怀孕初期先天性畸形的发生概率会降低。此时，胎儿生殖器官开始形成。

🌳 怀孕12周（胎儿10周）
长出手指甲

怀孕10～12周，胎儿会迅速成长，身体会长大两倍左右，而其脸部结构已基本形成。虽然没有生成新的器官，但是巩固了几周前初长成的身体器官。胎儿的肌肉已非常发达，可以在羊水中自由地活动。手指和脚趾开始分叉，并长出手指甲。

孕前准备

每月变化

孕期检查

孕期营养

生活指导

孕期保健

孕期胎教

每月变化 10

做好应对早孕反应的准备

早孕反应是怀孕后身体的一种正常反应，很多刚刚得知自己怀孕的女性都会比较关注这个问题。准妈妈在孕期的前两周主要是正确认识这一现象，做好相应的准备工作，以防到时措手不及，影响工作、生活和心情。

孕产要点

什么是早孕反应

早孕反应一般在末次月经后的5～6周出现，主要表现是恶心、厌食、呕吐、头晕、疲倦、对气味敏感等。并且这种现象会随着妊娠期的推进渐渐加重，在9～11周时达到最大强度，之后逐渐减弱，通常在12周自行消失。

孕产要点

如何克服早孕反应

通过专业的书籍、网站以及亲戚、朋友、同事多方面了解相关信息，尤其是自己的妈妈，因为她孕育你时的反应，很可能与你孕育自己宝宝时的反应极相似。此外，与做了妈妈的人多交流，还有助于尽快进入准妈妈的角色。

⚘ 对蛋白质的摄入不必勉强

准妈妈每天的蛋白质供给量以80克为宜。怀孕8周内，对于蛋白质的摄入，不必刻意追求数量，想吃就多吃一点，不想吃就少吃一点，顺其自然就好。

⚘ 利用柠檬烹煮食物

本周的妊娠反应更加强烈，呕吐剧烈的准妈妈可以尝试用水果入菜，如利用柠檬、脐橙等烹煮食物来增加食欲，也可以食用少量的醋来给菜提味。

⚘ 可缓解孕吐的几种食物

以下一些食物，对缓解孕吐有一定帮助。姜：切薄片，加白糖、盐稍渍，恶心时含食或嚼食一片。甘蔗：可用甘蔗汁30～50毫升，加生姜汁5滴，晨起空腹慢慢喝下。橘皮：用橘皮泡茶喝。

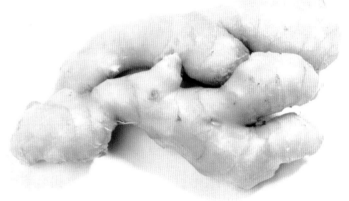

每月变化 11

孕3月 准妈妈的变化

大多数准妈妈会出现恶心呕吐、食欲缺乏等症状。也有人因为长到拳头大小的子宫压迫着膀胱和直肠，而出现便秘及尿频现象。

● 怀孕9周 乳房明显变大

从怀孕第九周开始乳房会明显变大，有时还会伴随疼痛，偶尔能摸到肿块。这也是怀孕时激素导致的结果，所以不用过于担心。随着子宫的增长，准妈妈会感觉到整个身体都在发生变化。下腹部和肋部开始出现疼痛，双腿麻木，同时又紧绷得发痛，腰部也会逐渐酸痛。

● 怀孕10周 腰围开始增加

乳房进一步肿胀，腰围也增大了。乳头乳晕色素加深，有时感觉腹痛，同时阴道有乳白色的分泌物流出。准妈妈可能会发现在腹部有一条深色的妊娠纹。

● 怀孕11周 基础代谢增加

身体的外形逐渐出现变化，还能感觉到子宫的增大，大多数准妈妈会出现便秘，同时阴道分泌物增加。这个时期准妈妈的基础代谢比怀孕前增加25%左右。

● 怀孕12周 会出现眩晕症状

随着子宫上移到腹部，膀胱的压迫会减轻，但是支撑子宫的韧带会收缩，因此容易导致腰痛。此时，由于提供给大脑的血液不足而引起的暂时缺血，准妈妈容易出现眩晕症状。

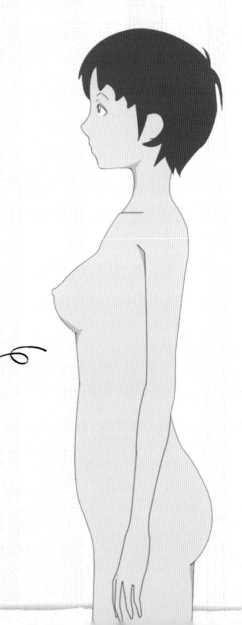

乳房胀痛外，开始进一步长大，乳晕和乳头色素沉着更明显，颜色变黑，下腹部还未明显隆起。

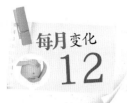

每月变化 **12**

警惕流产是关键

此时期胎盘附着尚不牢固，最容易发生流产。准妈妈一定要注意一些生活习惯，避免外界刺激，以免流产。

孕前准备

每月变化

孕期检查

孕期营养

生活指导

孕期保健

孕期胎教

孕产要点

引起流产的主要原因

☙ 遗传因素

由于染色体的数目或结构异常，导致胚胎发育不良。母体患有急慢性疾病，比如贫血、高血压、心脏病的容易流产或准妈妈受到病毒感染；患有子宫畸形、盆腔肿瘤、宫腔内口松弛或有裂伤等生殖器官疾病。

☙ 外界不良因素

大量吸烟、饮酒、接触化学性毒物、严重的噪声和震动、情绪异常激动、高温环境等，可导致胎盘和胎儿损伤，造成流产。

孕产小提示

◎保胎的正确态度…

1.在保胎前应尽可能查明原因，有充分的依据，不要盲目保胎。

2.有过自然流产史的，应该保胎休息到妊娠满3个月，避免孕晚期和早产的发生。

3.要消除紧张情绪，顺其自然，注意休息。

4.不要强求保胎。

孕产要点

防止流产的对策

☙ 防止外伤

避免强烈运动，不要登高，不要长时间站立、用力或劳累，也不要长期蹲着，不要经常做举高、伸腰的动作。

☙ 保持良好的情绪

不良的情绪是导致流产的重要原因之一。让准妈妈保持良好的心情和精神状态，要多一份体谅，多一份关怀和呵护，是准爸爸的主要任务。

☙ 避免突然刺激

准妈妈在怀孕早期一定要远离精神刺激性较强的电视、电影、读物等，以免造成精神紧张导致流产。

☙ 补充维生素E

维生素E具有保胎的作用，应多吃松子、核桃、花生。

☙ 严禁性生活

谨慎性生活，以免刺激到宫颈引发宫缩，引发流产。

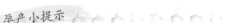

39

孕前准备

每月变化

孕期检查

孕期营养

生活指导

孕期保健

孕期胎教

每月变化 **13**

孕4月的胎儿：**胎儿已初具人形**

此时胎儿的内脏等器官越来越接近成形阶段，完全具备人的外形，由生殖器官可辨认男女。心脏脉动活泼，可用超音波听诊器测出心音。

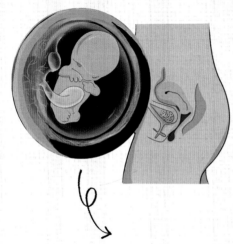

内脏发育大致完成。皮肤逐渐变厚不再透明，皮肤开始长出胎毛。脸部已有了人的轮廓和外形，下颌骨、面颊骨、鼻梁骨等开始形成。

🌿 怀孕13周（胎儿11周）
已经初具人形

从头部到臀部长60～79毫米。此时的胎儿具备完整的脸部形态了，鼻子完全成形，并能支撑头部运动。如果触摸到胎儿的手，胎儿的手就会握拳，碰到双脚，脚就能缩回去。

🌿 怀孕14周（胎儿12周）
开始长出汗毛

重约25克，从头部到臀部长80～92毫米。胎儿的脸部继续发育，逐渐形成面颊和鼻梁，耳朵和眼睛已经归位。胎儿的皮肤上开始长出螺旋形汗毛。这些汗毛会决定胎儿将来的肤色，同时也有保护皮肤的作用。

🌿 怀孕15周（胎儿13周）
胎儿的条件反射能力加强

到怀孕15周时，终于完成胎盘的形成。胎盘具有保护胎儿并提供营养和氧气的作用。此时羊水的量也开始增多，胎儿在羊水中可以自由自在地活动。此时的胎儿开始长眉毛，头发继续生长。随着肌肉的发达，胎儿会握拳，会睁开眼睛，还会皱眉头，有时还能吮吸自己的大拇指。

🌿 怀孕16周（胎儿14周）
开始能做许多动作

胎儿的神经系统开始工作，肌肉对于来自脑的刺激有了反应，因此能够协调运动。现在能够通过B超扫描分辨出胎儿的性别了。通过羊膜穿刺术取出羊水样本，检测在羊水中胎儿脱落的细胞和分泌的化学成分，可以获得有关胎儿健康的重要信息。

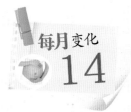

每月变化

孕前准备

每月变化

孕期检查

孕期营养

生活指导

孕期保健

孕期胎教

每月变化 14

为胎儿大脑发育营造有利环境

了解什么样的环境才是有利于胎儿大脑发育的，这样在整个孕期对胎儿的大脑发育都是十分有帮助的。

孕产要点

外环境：体验自然之美

准妈妈多到景色宜人、空气清新的环境中散步，有利于胎儿大脑细胞核神经组织的发育。大自然是美的极致，蓝天、白云、鸟叫、花香、参天的大树、充足而清新的空气，不仅能给准妈妈带来视觉的愉悦、身心的放松，肚子里面的胎儿同样能和母亲一起感受到自然之美，小小的他能通过母亲得到清新的空气，母亲的愉悦和轻松感所产生的有益元素同样会传递给胎儿。准妈妈不要因为怀孕而变得慵懒，适当的户外活动是胎儿所需要的。

孕产小提示

◎准爸爸培训课堂…

通过心脏跳动的声音感受到胎儿的时候，准妈妈会有一种说不出的激动，这种激动恰恰是准妈妈想与准爸爸一起分享的。即使准爸爸平时非常忙，但关键的时候必须与准妈妈同行，准妈妈的心情也会因此变得更好。

孕产要点

内环境：必要的脑部发育营养元素

除了叶酸外，下面几种营养元素同样需要及时地补充。

◉ 蛋白质

蛋白质的补充，要在碳水化合物和热量供给充分的前提下进行。

◉ DHA（二十二碳六烯酸）和胆碱的适量补充

DHA（二十二碳六烯酸）这种天然存在的多不饱和脂肪酸，能优化胎儿大脑锥体细胞膜磷脂的构成成分，与胎儿的大脑及视网膜神经细胞的成熟和增长有直接关系。

◉ 锌的摄取不可忽略

锌是大脑中含量最高的金属离子，它是构成蛋白质与核酸的必备营养元素。

◉ 碘盐的摄取

这种物质是胎儿大脑和神经系统发育的必要元素，是甲状腺生成的必要原料。

每月变化 15

孕4月 准妈妈的变化

子宫长到新生儿头的大小，因为到了骨盆上方，尿频和便秘症状也有所缓解。这一时期结束后，胎盘完成，不用再担心流产。

🔖 怀孕13周 会伴有乳房疼痛

进入孕13周，腹部虽没有明显的变化，但是臀部、腰部和大腿上已经有明显的赘肉，而且平时的衣服都不合身了。由于乳腺的发达，孕中期还能触摸到肿块，甚至还伴随着疼痛。

🔖 怀孕14周 受到便秘的困扰

由于孕激素水平的升高，小肠的平滑肌运动减慢，使准妈妈遭受便秘的痛苦。同时，扩大的子宫也压迫肠道，影响其正常功能。解决便秘的最好方法就是多喝水，多吃含纤维素丰富的水果和蔬菜。

🔖 怀孕15周 保持平和的心态

此时流产的概率降低，因此应该保持平和的心态。虽然离预产期还有一段时间，但是乳房内已经开始生成乳汁。分泌乳汁时可在胸部内垫上棉纱，并在洗澡时用温水轻轻地清洗乳头。

🔖 怀孕16周 注意调节体重

随着食欲的增强，准妈妈的体重会迅速增加。此时，下腹部会明显变大，所以周围的人对其怀孕的事实一目了然。除了腹部外，臀部和全身都会长肉，所以要注意调整体重。一般情况下，怀孕16～20周能感受到第一次胎动。

由于子宫已如婴儿头部般大小，因此准妈妈的下腹部已渐渐隆起。准妈妈已能感到乳房的增大，并且乳周发黑，乳晕更为清晰。

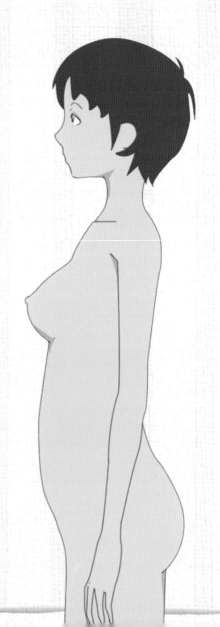

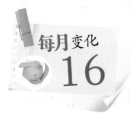

每月变化 16

阴道**出血怎么办**

孕期阴道出血现象一般发生在怀孕早中期和后期，着床、宫外孕、先兆流产、前置胎盘、胎盘早期剥离等都会造成阴道出血，要及时得到诊断和治疗。

孕产要点

阴道出血**的原因**

先兆流产、宫外孕、受精卵着床出血、假性月经。

假性月经这种情况多发生在怀孕后的第一个月经周期，比正常月经量少很多，时间也很短。

胎盘前置、胎盘早期剥落。

外伤、早产、前置血管破裂、子宫颈糜烂、子宫颈息肉或子宫颈癌等。

名称	症状
先兆流产&宫外孕	常出现在孕早期，除阴道不规则出血外，多伴有下腹部隐痛或小腹不适
受精卵植入出血	发生植入出血时，出血量极少，持续时间也很短，且不伴有腹痛
假性月经	有的有腹痛，有的无腹痛，有的量大，有的量小
胎盘前置	常出现在夜晚睡觉时发生的无痛性阴道出血。出血量时多时少，反复发生，无腹痛

孕产要点

该怎么减轻**阴道出血症状**

心态

保持心态平和不要惊慌，惊慌和急躁会使出血量增多。

认识

对阴道出血要有正确、充分的认识。

定时产检

尽早发现可能引起阴道出血的原因，按医生的嘱咐去做。

休息

要减少活动，平卧休息，严重时向他人求助，等待救援。

检查

无论出血多少都应到医院进行检查以明确原因，及时治疗。

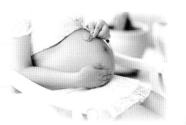

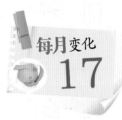

每月变化 17

孕5月的胎儿：进入发育关键期

宝宝头的直径达到了4厘米，头身比为1/4～1/5。宝宝明显在成长，皮肤呈红色，眉毛等也开始长出。妈妈能够真切地感受到胎动。

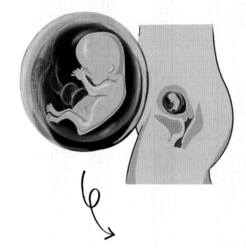

孕16～20周是刚刚开始能够感知到胎动的时期。这个时候的宝宝运动量不是很大，动作也不激烈。随着胎儿的成长，胎动会非常频繁。

🌿 怀孕17周（胎儿15周）胎儿迅速成长

胎儿的头虽然仍较大，但看起来已经开始和身体的其他部分成比例了。他的双眼更大了，但仍紧闭着，睫毛和眼眉长得更长。这时期胎儿迅速成长，脂肪开始在胎儿的皮下聚集，帮助保暖并提供能量。

🌿 怀孕18周（胎儿16周）可以听到胎儿心跳声

随着心脏跳动的活跃，利用听诊器可以听到胎儿的心跳声音，而且利用B超检查可以查出心脏是否有异常。这时是胎儿最活跃的阶段，胎儿不时地用脚踢妈妈肚子的方式来表达自己的存在。

🌿 怀孕19周（胎儿17周）分泌出胎儿皮脂

胎儿皮肤的腺体分泌出一种黏稠的、白色的油脂样物质，称为胎儿皮脂，有防水屏障的作用，可防止皮肤在羊水中过度浸泡。

🌿 怀孕20周（胎儿18周）器官发育关键期

此时的胎儿完全具备了人体应有的神经系统，神经之间已经互相连接，而且肌肉比较发达，所以胎儿可以随意活动。有时伸懒腰，有时用手抓东西，还能转动身体。本周是胎儿的味觉、嗅觉、听觉、视觉和触觉等感觉器官发育的关键期。

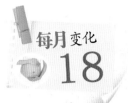

每月变化 18

不可忽视的**孕期状况**

多数人怀孕都能顺利进行，不会出现问题，但是，如果准妈妈感到不舒服或某些部位不正常，不要迟疑，请立即看医生诊治。

孕产要点

腹痛

▨ 剧烈的下腹疼痛

在子宫一侧或两侧，可能仅是韧带受到牵拉所致（圆韧带痛），也可能是异位妊娠、流产、胎盘早期剥离或早产的信号。

▨ 异位妊娠

常常是下腹痛，可以是痉挛痛或钝痛，可能仅为单侧也可能是整个腹部。

▨ 上腹肝区痛

可能是要发生严重的子痫前期征兆，需要立刻处理。也可能是胆石症或消化不良，虽然疼痛程度较轻，但决不能忽视。

▨ 腹股沟或腰部疼痛

可能是肾感染的征兆，需要有效抗生素治疗。若疼痛伴有高烧或寒战，提示有必要住院静脉点滴抗生素治疗。

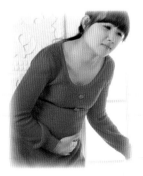

孕产要点

全身**瘙痒**

全身瘙痒尤其是伴有黄疸（皮肤发黄，尿色加深），这是产科胆汁阻塞的征兆，对胎儿有较大危险，所以，一旦确定黄疸，医生将密切监护胎儿情况，通常建议提前分娩。

孕产要点

阴道**出血**

怀孕早期，常见少量无痛性阴道出血，但是，如果出血很多，最好请医生诊治。如果出血伴有疼痛，可能提示流产或异位妊娠，因此要紧急就诊。大量阴道出血或出血伴有剧烈疼痛，需要立刻治疗。

孕产要点

口渴或**少尿**

如果口渴突然加剧，伴有尿少或无尿，这可能是脱水或肾衰竭的征兆。应立即看医生诊治。

孕前 准备

每月 变化

孕期 检查

孕期 营养

生活 指导

孕期 保健

孕期 胎教

孕5月 准妈妈的变化

腹部逐渐变得明显，乳腺的发育使得乳房变大，呈现出怀孕体形。这一时期能够真切感受到宝宝的成长。这时食欲旺盛，身心状态良好，情绪稳定。

怀孕17周
会感到呼吸困难

由于子宫的增大，胃肠会向上移动，所以饭后总会感到胸闷、呼吸困难。开始在臀部、大腿、手臂等身体的各部位都形成皮下脂肪，体重明显增加。该时期的食欲会旺盛，所以需要更加严格的调节。

怀孕18周
精力开始逐渐恢复

在这一时期，精力逐渐恢复，并发现性欲增强。在怀孕期间，动作温柔的性生活是相当安全的，如果有什么顾虑，可以向医生咨询。

怀孕19周
皮肤色素发生变化

乳头上会分泌出乳汁。这个时期，皮肤的色素变化会加剧，所以乳头的颜色会加深，偶尔会疼痛。由于流入阴道周围皮肤或肌肉的血液量增加，阴道内白色或淡黄色白带会增多。

怀孕20周
会出现消化不良、尿频

子宫逐渐往外挤，所以腹部会越来越大，而且腰部线条会完全消失。由于腹部的压力，肚脐会突出。随着子宫的增大，肺、胃、肾等器官会受到压迫，所以会出现呼吸困难、消化不良、尿频等症状，有时还会出现尿失禁的情况。

孕吐情形会完全消失，身心处于安定时期。乳房比以前膨胀得更为明显。

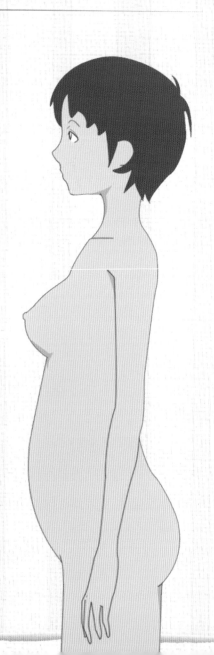

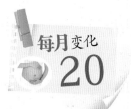

每月变化 **20**

减轻**身体不适的方法**

孕期，准妈妈会遇到很多身体不适的症状，腰酸背痛的感觉让准妈妈觉得很烦恼。其实，只需平时生活中多些细心，这些不适的症状就会离你而去。

孕产要点

减轻头痛**的方法**

怀孕后，体内激素的变化、精神压力以及不断增加的劳累感等，都会造成准妈妈头痛。

✿ 在头上敷热毛巾

在头上敷热毛巾可以有效地缓解头痛。到户外晒晒太阳，呼吸一下新鲜空气。按摩一下太阳穴或抹点清凉油，都有助于缓解准妈妈的头痛。

✿ 充分放松身心

注意身心充分放松，去除可能的担心和不安的因素，避免身体受凉，也利于减轻头痛。

注意事项
1 在怀孕早期出现头晕及轻度头痛，这是一种常见的早孕反应。如果在怀孕6个月后出现日趋加重的头痛，伴呕吐、胸闷，或是有水肿、高血压和蛋白尿，就可能是患上了妊娠高血压综合征，要及时去医院接受治疗
2 疲劳是诱发准妈妈头痛的一个重要诱因，孕期每天最好睡个午觉，每晚保证8小时睡眠，尽量不要太久地做过于精神集中的事，如长时间看电视等

孕产要点

胃部不适**怎么办**

在怀孕的中期，由于准妈妈的体重不断增加，胃部受到胎儿的挤压，导致食物在消化道内移动的速度减慢，使准妈妈感觉胃部不舒服。在整个怀孕期，这种消化不良的情况是不能避免的，可以采用少食多餐的方法。

孕产要点

掌握减轻腰痛**的方法**

✿ 挺起腰向前走

背挺直的练习可以通过背靠一面墙壁站立，找到背挺直的感觉，抬头挺胸，收腹，收下巴，脚跟不要离开地面，按此姿势站立15秒，休息片刻再重复进行。

✿ 坐姿、睡姿需调整

采用的睡姿或坐姿不恰当，不仅无法迅速缓解疼痛，反而会加重疼痛的程度。躺下时若为侧卧位，需把双腿一前一后弯曲起来。若为平躺位，在躺下时，可以先把双腿弯曲，支撑起骨盆，然后轻轻扭动骨盆，直到调整至腰部舒适地紧贴床面为止。

孕前准备

每月变化

孕期检查

孕期营养

生活指导

孕期保健

孕期胎教

每月变化 **21**

孕6月的胎儿：脑部发育迅速

胎儿长到第六个月，已经比较安定了，所以准妈妈可进行简单的运动，既可避免肥胖，也会使未来的生产过程更为顺利。

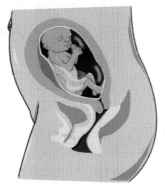

胎儿的体重不断增加，骨骼更结实。身上覆盖了一层白色的、滑腻的物质——胎脂。胎儿在子宫羊水中游泳并会用脚踢子宫，羊水因此而发生震荡。手指和脚趾也开始长出指（趾）甲。

🌰 怀孕21周（胎儿19周）
消化器官越来越发达

此时胎儿的消化器官越来越发达，可以从羊水中吸取水和糖分。随着胎脂的增多，胎儿的身体处于滑润的状态。胎儿舌头上的味蕾已经形成，胎儿会不时地吮吸自己的大拇指或摸脸蛋儿。

🌰 怀孕22周（胎儿20周）
胎儿脑部发育迅速

胎儿现在有了汗腺，血管仍然可见，但皮肤不像以前那样透明了。他的指甲完全形成并继续生长。如果是个男孩，睾丸开始从骨盆向下降入阴囊内。原始精子在睾丸里已经形成。

现在胎儿的脑迅速生长，尤其是位于脑的中心、产生脑细胞的生发基质。这一结构于出生前消失，而胎儿的脑还将持续生长至5岁。

🌰 怀孕23周（胎儿21周）
胎儿听觉更加敏锐

由于胎儿内耳的骨头已经完全硬化，因此他的听觉更加敏锐。他能分辨出来自宫外和准妈妈身体内部的不同声音。

🌰 怀孕24周（胎儿22周）
胎儿体内开始生成白细胞

如果胎儿现在就出生，成活的概率是1/4～1/5。但他仍然非常瘦，浑身覆盖着细细的胎毛。他的体内开始生成白细胞以对抗感染。

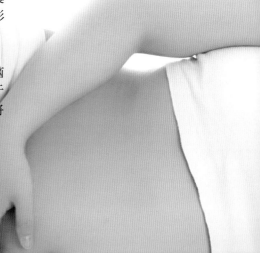

孕前准备 每月变化 孕期检查 孕期营养 生活指导 孕期保健 孕期胎教

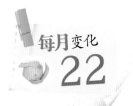

每月变化 22 胎心监护

初产妇16周左右可以感到胎动，经产妇14周左右可以感受到胎动，基本上20周以内都应该能感受到了。胎心监护是通过信号描述瞬间的胎心变化所形成的监护图形的曲线，可以了解胎动时、宫缩时胎心的反应，以推测子宫内胎儿有无缺氧。

孕产要点

胎心监护**的方法**

胎心监护检查是利用B超的原理对胎儿在子宫内的情况进行监测。准妈妈不要选择饱食后和饥饿时进行胎心监护，因为此时胎儿不喜欢活动，最好在做监护1小时前吃一些食物。

■ 数胎动

胎动次数大于12次，为正常；如果12小时胎动次数少于10次，属于胎动减少，就应该仔细查找原因，必要时到医院进行胎心监测。数胎动的方法既简单又方便，准确率也比较高，大多数的医生都会推荐准妈妈使用这种方法。

■ B超检查

B超检查一般是针对有特殊状况的准妈妈，只能在医院进行。

孕产要点

如何在家进行**胎心监护**

一般来说，在正餐后卧床或座位计数，每日3次，每次1小时。每天将早、中、晚各1小时的胎动次数相加乘以4，就得出12小时的胎动次数。如果12小时胎动数大于30次，说明胎儿状况良好，如果为20～30次应注意次日计数，如果小于20次要告诉医生，做进一步检查。当怀孕满32周后，每次应将胎动数做记录，产前检查时请医生看看，以便及时指导。

孕产要点

听胎心数胎动的**具体方法**

6个月时，以与肚脐平齐为基准，左右上下各15～20厘米转移。

7～8个月时，听胎心的位置先分别取腹部的左下方和右下方，然后左上方和右上方、再左中间和右中间。测得结果若是100～120次/分钟，则为轻度过缓；160～180次/分钟，轻度过速。

8～9个月，胎动很重要。上午8～12点，慢而均匀。下午2～3点最少。晚上最多最活跃，此时胎教效果明显。数胎动时应采取卧位或座位，思想集中，可记录在纸上，以免遗漏。

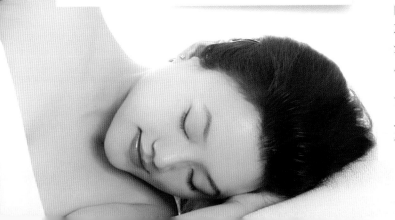

孕前准备

每月变化

孕期检查

孕期营养

生活指导

孕期保健

孕期胎教

每月变化 **23**

孕6月 准妈妈的变化

体重越来越重，大约以每周增加250克的速度在迅速增长；随着子宫进一步增大，子宫底已高达脐部，乳房越发变大，乳腺功能发达。

🌳 怀孕21周 避免剧烈运动

这个时期准妈妈最好避免剧烈运动，尽量抽空多休息。此外，这个时期子宫已经上移20厘米左右，压迫静脉，准妈妈容易出现腿水肿或静脉曲张。

🌳 怀孕22周 容易出现贫血和眩晕

这个时期准妈妈的血液量会大大增加，但因为需求量增加更大，准妈妈在孕中期容易出现贫血和眩晕的症状。此时由于体重突然增加、子宫增大，身体的重心发生偏移，这些都会破坏原本均匀的体形。这个时期身体会感觉不太舒服，所以要穿舒适的衣服和平底鞋。

🌳 怀孕23周 散步有助于消化

由于腹部的隆起，影响了消化系统。某些准妈妈可引起消化不良和胃有灼热感。少吃多餐比一天吃两三顿饭要好些，可减轻胃灼热感。饭后轻松地散散步将有助于消化。

🌳 怀孕24周 腿部会出现抽筋症状

准妈妈体重增加过量时，支撑身体的腿部将承受很大的压力，所以腿部肌肉很容易疲劳。鼓起的腹部还会压迫大腿部位的静脉，因此腿部容易发酸或出现抽筋症状。这些症状经常在晚上睡觉时出现，准妈妈会被突如其来的腿痛惊醒。

子宫进一步增大，子宫底已高达脐部，乳房越发变大。体重越来越重，大约以每周增加250克的速度在迅速增长重点应该留意腿部抽筋、水肿、胎盘早剥等症状，保证睡眠良好。

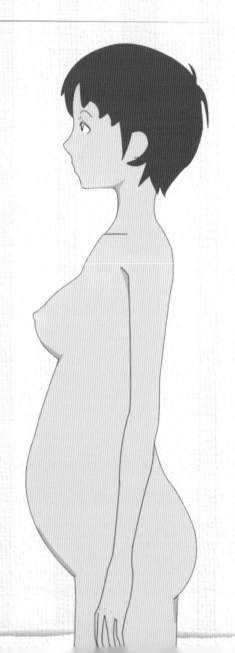

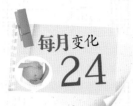

每月变化 24

小心 **妊娠纹**

随着胎儿的成长、羊水的增加，准妈妈的子宫也会逐渐地膨大。当腹部在快速膨隆的情形下，超过肚皮肌肤的伸张度，就会导致皮下组织所富含的纤维组织及胶原蛋白纤维因扩张而断裂，产生妊娠纹。

孕产要点

预防妊娠纹**的方法**

▨ 控制体重

保持正常的体重增加。营养的摄入只要能满足胎儿的营养就可以，营养过多会导致胎儿发育太快，使腹部弹性纤维断裂，产生妊娠纹。怀孕期间的体重增加控制在12千克的范围内，就会有效防止和减轻妊娠纹。

▨ 使用橄榄油

从怀孕开始，坚持用橄榄油按摩身体，可以增强皮肤的延展性和韧性，有效防止皮肤纤维断裂，预防妊娠纹产生。

▨ 饮食均衡

在怀孕期间应摄取均衡的营养，要避免摄取过多的甜食及油炸食品，这有利于改善皮肤的肤质，帮助皮肤增强弹性。在怀孕期间可以多吃一些含胶原纤维较多的食物，像猪蹄。同时多吃一些含纤维高的果蔬及含维生素C的食物，还可以每天喝一杯牛奶。

孕产要点

妊娠纹**形成的原因**

怀孕后，激素发生改变，导致皮肤弹力纤维减弱，脆性增加，皮下毛细血管及静脉壁变薄、扩张。

妊娠5个月后，子宫日益增大，乳房由于乳腺组织的发育及脂肪组织的积累也渐渐长大，导致乳房、腹部及大腿上部皮肤伸展变薄，弹力纤维断裂，透出皮下血管的颜色，在腹部的皮肤上出现了粉红色或紫红色的不规则纵形裂纹。

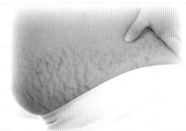

孕产要点

妊娠纹**出现的位置**

妊娠纹最容易出现的时间是在产前一个月。位置主要在腹壁上，也会出现在大腿内外侧、臀部、胸部、肩膀，手臂等脂肪堆积处。

孕前准备

每月变化

孕期检查

孕期营养

生活指导

孕期保健

孕期胎教

孕前准备

每月变化

孕期检查

孕期营养

生活指导

孕期保健

孕期胎教

每月变化 **25**

孕7月的胎儿：胎儿体重增加

胎儿的听觉发育逐渐完善，能够听见准妈妈的声音并做出反应。同时脑也发育了，可以控制自己的行动。全身内脏器官基本发育完全。

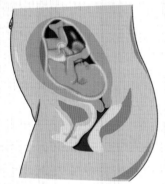

随着空间越来越小，胎动也在减弱。准妈妈腹部出现的阵发性跳动，不同于胎动，实际上就是胎儿在呃逆。胎儿的四肢已经相当灵活，可在羊水里自如地游泳，胎位不能完全固定，还可能出现胎位不正。

怀孕25周（胎儿23周）
胎儿能抱脚、握拳了

现在胎儿能抱脚、握拳了。肺中的血管继续发育，鼻孔开始张开。在牙龈的高处，胎儿的恒牙牙蕾正在发育。胎儿口腔和嘴唇区域的神经现在开始越来越敏感，为出生后寻找妈妈的乳头这一基本动作做准备。

怀孕26周（胎儿24周）
胎儿已经学会呼气了

胎儿的肺仍在发育成熟中。胎儿的脊柱强壮了，但仍不能支撑正在生长的身体，这时如果把耳朵放在准妈妈的腹部，就能听到胎儿的心跳。胎儿会吸气、呼气。双眼已经完全成形。当听到声音时，他的脉搏会加快。

怀孕27周（胎儿25周）
胎儿越来越胖了

随着皮下脂肪的增多，胎儿越来越胖了。现在吮吸拇指可能是胎儿最喜欢的运动之一。此时，胎儿的眼皮开始睁开，虹膜开始形成。胎儿似乎可以察觉出光的变化，研究显示，如果将手电筒的光照在准妈妈的腹部，胎儿可移向或离开光源的方向。

怀孕28周（胎儿26周）
胎儿的生殖器官继续发育

胎儿正在以最快的速度生长发育。胎儿现在的主要任务将是增加体重。此时男孩儿的睾丸开始下降进入阴囊。女孩儿的阴唇仍很小，还不能覆盖阴蒂，在怀孕最后几周两侧的阴唇将逐渐靠拢。

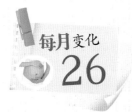

预防早产

早产的典型症状是阴道出血，出血量因人而异。不过，怀孕5个月后的早产往往伴随着下腹疼痛，这是早产的主要特征。这种下腹疼痛跟分娩时的阵痛一样，一阵阵地抽痛。

孕产要点

预防方法

早产跟准妈妈的健康有着直接的关系。如果准妈妈患有糖尿病、高血压、妊高征等疾病，则胎盘不能正常发挥保护胎儿、提供营养的功能，可能会增加早产的危险性。准妈妈要经常进行定期检查，及早发现身体的异常，这样才能采取适当对策，虽然是怀孕中期，但是也不能让身体过分疲劳，不要进行过度运动。尽量不要压迫腹部，也不要提重物。要有充足的睡眠，减少心理压力，防止对腹部的冲击，避免摔倒。避免阴道感染。总而言之，要注意生活中的各方面。

▪ 避免剧烈运动

怀孕中，需要进行运动时，要注意控制运动量，防止身体过度疲劳。如果出现腹部疼痛或僵硬的情况就应该立即停止运动，保持稳定状态。患有妊高征等早产危险疾病的或有早产经历的准妈妈最好不要运动。

▪ 预防妊高征

为预防妊高征，尽量少吃特别咸的食物。考虑到准妈妈和胎儿的健康，要均衡地吸收充足的营养。

孕产要点

早产的对策

如果有早产的迹象，最好立即住院接受诊察。当然，有早产的迹象不代表准妈妈要一直躺着不动，准妈妈可以进行读书等简单的活动，所以不用过于着急，此时应该保持平和的心态。医生会根据具体情况使用预防子宫收缩的药物，使胎儿尽量在母体内多停留一段时间。

诱发早产的原因	
母体的原因	1.并发子宫畸形、子宫颈松弛、子宫肌瘤 2.病毒性肝炎、急性肾炎或肾盂肾炎、心脏病等慢性疾病、妊娠高血压综合征 3.吸烟、酒精中毒、重度营养不良 4.长途旅行、情绪波动、撞击、创伤等
胎儿的原因	1.前置胎盘和胎盘早期剥离 2.羊水过多或过少、多胎妊娠 3.胎儿畸形、胎死宫内、胎位异常 4.胎膜早破、绒毛膜羊膜炎

孕前准备

每月变化

孕期检查

孕期营养

生活指导

孕期保健

孕期胎教

每月变化 27

孕7月 准妈妈的变化

到怀孕7个月时，准妈妈的肚子会感到相当沉重。这时准妈妈腹部、臀部和胸部开始出现紫色的条状妊娠纹。眼睛对光线非常敏感，而且非常干燥。

怀孕25周 妊娠纹变得明显

这时准妈妈腹部、臀部和胸部开始出现紫色的条状妊娠纹。眼睛对光线非常敏感，而且非常干燥。

怀孕26周 下腹出现疼痛

随着胎儿的成长，子宫会越来越大。由于子宫会压迫肠胃，经常出现消化不良和胃痛。随着子宫肌肉的扩张，下腹部会经常出现像针刺一样的疼痛。

怀孕27周 腹部迅速增大

这时由于腹部迅速增大，准妈妈会感到很容易疲劳，同时，脚肿、腿肿、痔疮、静脉曲张等不适也可能困扰着准妈妈。注意休息、不时变换身体姿势、舒缓的伸展运动、热水浴和按摩，都能帮准妈妈缓解不适。此时家人的关心也非常重要。

怀孕28周 会有轻微水肿

怀孕晚期不仅腹部增大，手臂、腿、脚踝等部位也容易肿胀发麻，容易感到疲劳。夜间出现轻微的水肿是非常正常的怀孕症状，所以不用担心。但是如果早晨醒来脸部严重肿胀，或者水肿一整天都不消退，就有可能是患了妊娠高血压综合征，建议及时到医院做检查。

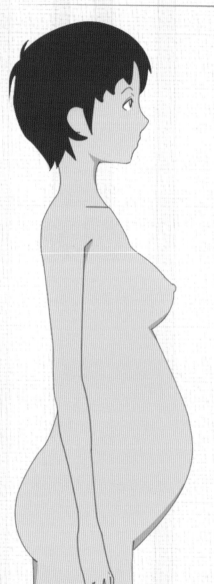

呼吸变得急促起来，活动时容易气喘吁吁。心脏负担逐渐加重，血压开始升高。腹部已明显凸出，并伴有腰酸背痛的感觉，睡眠质量也变差了。

孕前 准备

每月 变化

孕期 检查

孕期 营养

生活 指导

孕期 保健

孕期 胎教

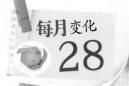

每月变化 **28**

小心**妊娠期糖尿病**

怀孕24～28周，准妈妈要进行血糖检查，这是为了诊断准妈妈是否出现高血糖状态下的妊娠期糖尿病。即使怀孕前没有糖尿病，怀孕中也可能会出现，所以必须接受妊娠期糖尿病的诊断。

孕产要点

妊娠期糖尿病**的防治**

准妈妈的饮食必须做到平衡，要均衡摄入蛋白质、脂肪和碳水化合物，提供适量的维生素、矿物质和能量。为了让血糖水平稳定，必须注意不能漏餐，尤其是早餐一定要吃。研究表明，适当的运动会帮助身体代谢葡萄糖，使血糖保持在稳定水平。很多有妊娠期糖尿病的女性在坚持每天30分钟的有氧运动（如走路或游泳）之后，都受益匪浅。但不是所有的运动都适合每个准妈妈，最好咨询产科医生，了解一下哪项运动比较适合自身。

孕产要点

患妊娠期糖尿病**的饮食原则**

🌴 正确选择甜食

尽量避免食用添有蔗糖、砂糖、果糖、葡萄糖、冰糖、蜂蜜、麦芽糖的含糖饮料及甜食，可有效避免餐后血糖快速增加。选择纤维含量较高的未精制主食，则更加有利于对血糖的控制。

🌴 多摄取纤维质

多摄取高纤维食物，多吃蔬菜、新鲜水果，不要喝果汁，可延缓血糖的升高，帮助血糖的控制，也比较有饱足感，但千万不可无限量地吃水果。

🌴 减少油脂摄入

烹调用油以植物油为主，少吃油炸、油煎、油酥食物，以及动物皮、肥肉等。

🌴 注重蛋白质摄取

怀孕中期、后期每天需增加蛋白质的量分别为6克、12克，多吃蛋、牛奶、深红色肉类、鱼类及豆浆、豆腐等豆制品。

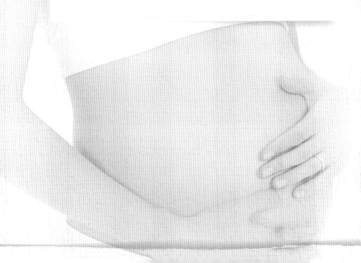

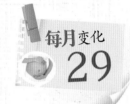

孕8月的胎儿：**胎儿能够感受光线**

胎儿能完全睁开眼睛，而且能看到子宫外的亮光，虽然这时候不能自己呼吸，不能自己保持体温，但是已经具备身体所需的全部器官。

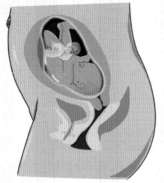

胎儿的主要器官已经基本发育完成。肺和胃肠功能已接近成熟，已具备呼吸能力，能分泌消化液。

头发变得浓密，并能够辨别明暗，甚至跟踪光源。听觉神经已经发育完成，对声音开始有所反应。

许多胎儿在此时已经采取了头向下的体位。

🌳 怀孕29周（胎儿27周）
胎儿能感受光线

此时胎儿能完全睁开眼睛，而且能看到子宫外的亮光，所以用手电筒照射时，胎儿的头会随着光线移动。这时期的胎儿对光线、声音、味道和气味更加敏感，能区别出日光和灯光。

🌳 怀孕30周（胎儿28周）
胎儿头位朝下

此时胎儿的胎毛正在消失，头发变得浓密了。虽然这时候不能自己呼吸，不能自己保持体温，但是已经具备身体所需的全部器官，所以此时即使早产，胎儿的存活率也很高。现在许多胎儿采取了头向下的姿势，这是最普遍、最容易出生的姿势。

🌳 怀孕31周（胎儿29周）
肺和消化器官的完全形成

胎儿29周大了，重约1.6千克。此时胎儿的生长速度全面减慢，子宫空间变窄，羊水量逐渐减少。胎儿脑的发育正在进行最后的冲刺，肺将是发育成熟最晚的器官。

🌳 怀孕32周（胎儿30周）
胎儿的活动变得迟缓

现在胎儿的五种感觉全部开始工作，他能炫耀一项新本领了，能将头从一边转向另一边。他的内脏器官正在发育成熟，脚趾甲全长出，头发仍在生长。虽然他继续坚持练习睁眼、闭眼，但每天有90%～95%的时间在睡眠中度过。

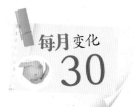

每月变化 30

胎位不正的纠正

胎位不正指妊娠8个月后，在检查中确定胎头并不在下腹部。常见有臀位、横位、足位等。其原因可能是子宫发育不良、骨盆狭小、胎儿发育失常等。怀孕7个月前若发现胎位不正，不必处理，因这时胎儿小，羊水相对较多，胎儿在宫内移动度大，还在变化之中。如妊娠7个月后胎头仍未向下，也就是说臀位、横位、足位时，应予以矫正。

孕产要点
自然矫正

➤ 膝胸卧位

排空小便，解松腰带，小腿与头和上肢紧贴床面，在床上呈跪拜样子，但要胸部贴紧床面，臀部抬高，使大腿与床面垂直，这种体位保持15分钟，然后再侧卧30分钟。每天早、晚各做1次，连续做7天。但心脏病、高血压患者忌用本法。

➤ 桥式卧位

用棉被或棉垫将臀部垫高30～35厘米，准妈妈仰卧，将腰置于垫上。据说这种方法比膝胸卧位效果好。每天只做1次，每次10～15分钟，持续1周。

另外，准妈妈在生活中要避免一些行为，如患病不宜久坐久卧。要增加如散步、揉腹、转腰等轻柔的活动。

胎位不正，主要是看是哪种胎位，如果是臀位的话，建议最好不要转了，而且还要再看一下，是否有脐带绕颈的情况，如果有话，就不宜做操，否则对胎儿不好。

孕产要点
艾灸疗法

艾灸时放松裤带，腹部宜放松。点燃艾条后，将火端靠近准妈妈的足小趾处，趾甲外侧角处（至阴穴），保持不被烫伤的温热感，或用手指甲掐压至阴穴。

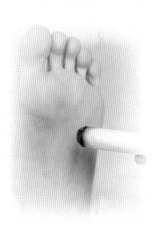

孕产小提示
◎注意事项…

1.艾灸至阴穴矫正胎位成功率较高，一般超过自然恢复率。艾灸矫正胎位简便、安全，对准妈妈、胎儿均无不良影响。

2.灸法应注意治疗时机，妊娠7～8个月（30～32妊娠周）是转胎最佳时机。

3.因子宫畸形、骨盆狭窄、肿瘤，或胎儿本身因素引起的胎位不正，或习惯性早产、妊高征，不宜采用艾灸治疗。

孕8月 准妈妈的变化

随着子宫的增大，开始压迫胃和心脏，出现胸闷和胃痛的现象。怀孕后期，支撑腰部的韧带和肌肉会松弛，所以会感到腰痛。

🌿 怀孕29周
子宫底高度会增加1厘米左右

一般情况下，准妈妈每天会有规律地出现4～5次的子宫收缩，这时最好暂时休息。为了顺利分娩，子宫颈部排出的分泌物增多。为了预防瘙痒，准妈妈要经常换洗内衣，保持身体的清洁。

🌿 怀孕30周
呼吸变得困难

随着子宫的增大，它开始压迫横膈膜，所以准妈妈会出现呼吸急促的症状。为了缓解呼吸急促症状，坐立姿势要端正，这样有利于减轻子宫对横膈膜的压迫。睡觉时，最好在头部和腰部垫上靠垫。

🌿 怀孕31周
有的会出现腰痛

这时支撑腰部的韧带和肌肉会松弛，所以准妈妈会感到腰痛。准妈妈打喷嚏或放声大笑时，会不知不觉出现尿失禁的现象，这是由于增大的子宫压迫膀胱而引起的，不用太担心。

🌿 怀孕32周
体重快速增长

怀孕32周时，准妈妈的体重会快速增长。随着胎儿成长，腹部内的多余空间会变小，胸部疼痛会更严重，呼吸也越来越急促。不过，当胎儿下降到骨盆位置后，症状就会得到缓解。

准妈妈的腹部更显凸出，行动也越来越吃力。由于子宫将内脏向上推挤，因而时常会感到喘不上气来。

食欲下降，腰部更容易感到酸痛。经常出现便秘和胃灼热感。

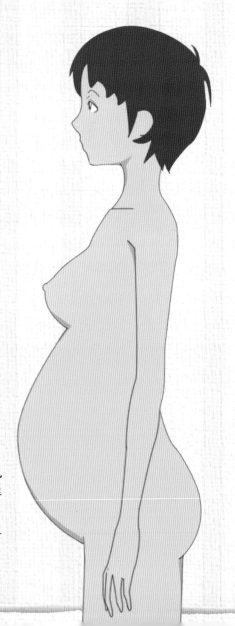

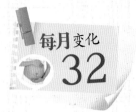

每月变化 **32**

临产前**的知识准备**

目前预产期的计算，是按照末次月经的第一天，且平时月经周期规则、排卵日期准确，方可在估计的预产期分娩。对于大部分准妈妈来说，由于自然受孕，无法确定自己的排卵时间，无法推出预计分娩时间。所以有时按末次月经计算出来的预产期，并非是真正意义上的预产期。

孕产要点

预产期到了**非得立即分娩吗**

胎儿的生长发育除体重达到标准以外，还要求各个器官功能发育达到一定程度的成熟，胎儿一旦分娩，独立于母体外生活，必须要有完整的呼吸功能、消化功能、排泄功能等等。同时准妈妈的产道为分娩准备也随之达到成熟，俗话说"瓜熟蒂落"，此时分娩的胎儿成熟、健康，准妈妈体内各器官的功能，尤其生殖器官达到最佳状态，因分娩而带来的不良影响达到最低。

🌳 计算预产期的目的

一是为了避免早产儿的出生。二是为了给接近预产期的准妈妈及家庭在分娩前有所准备。三是加强妊娠晚期监护，发现异常及时采取有效措施，挽救胎儿生命。四是对有妊娠并发症的准妈妈，在自身相对安全的情况下，适当延长妊娠时间，以使胎儿更趋成熟。

统计发现，在人群中只有5%的准妈妈是正好在预产期当天自然临产分娩的，60%以上的准妈妈在预产期前后五天内分娩。对比她们的胎儿情况，发现在预产期前后2周，胎儿的存活能力最强。

🌳 预产期没出现分娩征兆怎么办

1.你需要继续进行每周一次产检。并把你在孕早期的检查（如B超、妊娠试验等）及胎动出现的时间、结果告诉医生，让医生给你再次核对孕周。

2.胎动监护是妊娠晚期最好的自我监护手段，能反应宫内胎儿生存状况，一旦胎动每小时少于3次或在12小时内少于20次，或胎动减弱或自觉一段时间没有胎动，则需马上到医院作进一步检查，医生会根据情况决定分娩时机。

孕产要点

子宫口逐渐**打开的表现**

随着产道逐渐变柔软，子宫口也慢慢变软，逐渐打开，胎盘渐渐增加宽度。

一旦进入了临产期，因为胎儿的头已降至骨盆，准妈妈会感觉到自己的耻骨附近（肚子的下方）会有向外突出的感觉。如果按压自己的膀胱，会增加去卫生间的次数，由于压迫到了骨盆内的神经，脚跟也会有疼痛感。随着阴道和子宫的变软，白色的分泌物也随之增多。

孕前准备

每月变化

孕期检查

孕期营养

生活指导

孕期保健

孕期胎教

孕前准备

每月变化

孕期检查

孕期营养

生活指导

孕期保健

孕期胎教

每月变化
33

孕9月的胎儿：**骨骼变得结实**

对于胎儿的身体，准妈妈的子宫过于狭窄，所以胎儿的活动会减少。相胎儿皮肤变得细腻柔嫩，被胎脂所覆盖，便于胎儿从产道中顺利滑出。

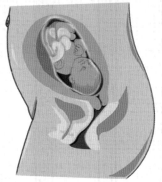

到了第36周，两个肾脏已发育完全，他的肝脏也已能够处理一些代谢废物。呼吸系统、消化系统、生殖器官也发育几近成熟。胎儿的听力已充分发育，对外界的声音已有反应，而且能够表现出喜欢或厌烦的表情。

◆ 怀孕33周（胎儿31周）
皮肤由红色变成了粉红色

胎儿31周大了，重约2千克。除了肺部以外，其他器官的发育基本上接近尾声。为了活动肺部，胎儿通过吞吐羊水的方法进行呼吸练习。羊水量达到了最高峰，并一直维持到分娩结束。胎儿的皮肤由红色变成了粉红色。

◆ 怀孕34周（胎儿32周）
骨骼都会变得结实

这个时期，大部分胎儿把头部朝向妈妈的子宫，开始为出生做准备。胎儿的颅骨还比较柔软，尚未完全闭合。这种状态有利于胎儿顺利滑出产道。除了颅骨，其他的骨骼都会变得结实。

◆ 怀孕35周（胎儿33周）
呼吸系统基本发育完毕

胎儿33周大了，胎儿拥有了完整的手指甲，手指甲又长又尖，子宫内的胎儿活动双臂时经常被指甲划伤，所以刚出生时，很多婴儿的脸上有被划伤的痕迹。这时出生的宝宝，存活率在90%以上。胎儿的中枢神经系统、消化系统、呼吸系统基本发育完毕。

◆ 怀孕36周（胎儿34周）
胎毛几乎全部脱落

胎儿34周大了，重约2.8千克。各器官发育成熟，等待降生时刻的到来。肺部功能基本成熟，但是还不能靠自身的力量呼吸，所以这时期出生，还要依赖人工呼吸器。剩下的1个月内，胎儿的胎毛几乎全部脱落，仅在肩部、手臂、腿或者身体有皱褶的部位残留一些。

每月变化 **34**

注意 临产信号

经过十月怀胎，胎儿在子宫里发育成熟，就要离开母体出世了。胎儿要出世，有什么信号呢？如果准妈妈有以下感觉产生，这就说明胎儿离出生的日子不远了，准妈妈需要随时做好准备。

孕产要点

准妈妈 腹部轻松感

准妈妈在临产前1～2周，由于胎儿先露部下降进入骨盆，子宫底部降低，常感到上腹部较前舒适，呼吸较轻快，食量增多。

孕产要点

下腹 坠胀

在产期来临时，准妈妈由于胎儿先露部下降压迫盆腔内膀胱、直肠等组织，常常感到下腹坠胀、尿频、腰酸等。

孕产要点

见红

在分娩前24～48小时，阴道会流出一些混有血的黏液，即见红。这是由于子宫下段与子宫颈发生扩张，附近的胎膜与子宫壁发生分离，毛细血管破裂出血，与子宫颈里的黏液混合而形成带血的黏液性分泌物。若阴道出血量较多，超过月经量，不应认为是分娩先兆，而要想到有无怀孕晚期出血性疾病，如前置胎盘、胎盘早剥等。

孕产要点

假 宫缩

与临产前的宫缩相比，假宫缩有如下特点：持续时间短、间歇时间长，且不规律，宫缩强度不增加，宫缩只引起轻微胀痛且局限于下腹部，宫颈口不随其扩张。

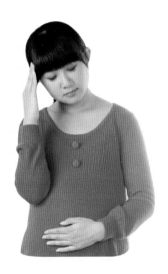

孕产要点

羊水 流出

在分娩前几个小时会有羊水从体内流出，这是临产的一个征兆，应及时去医院。

请准确记录以下几点并告诉医生：

1.子宫收缩开始时间__月__日__时__分，间隔时间__分，宫缩持续时间__分

2.见红时间__时__分，量____

3.有无破水，时间__时__分，羊水量___

以上所述只是分娩的先兆征象，不能作为诊断临产的依据。

孕前 准备

每月 变化

孕期 检查

孕期 营养

生活 指导

孕期 保健

孕期 胎教

每月变化 35
孕9月 准妈妈的变化

排尿次数增多；为了支撑硕大的腹部，腿部总会承受很大的压力；容易出现痉挛或疼痛，呼吸困难和胸部疼痛的程度最为严重，胎动次数明显减少。

怀孕33周
性欲明显下降

这个时期，腹部的变化特别明显，又鼓又硬，使得肚脐都凸露出来。这时排尿次数会增多，而且有排尿不净的感觉。随着分娩期临近，准妈妈的性欲也明显下降。

怀孕34周
容易出现痉挛或疼痛

为支撑硕大的腹部，腿部总会承受很大的重量，所以容易出现痉挛或疼痛，有时还会感到腹部抽痛，一阵阵紧缩。这时应该避免劳累，尽量躺下休息，而且把腿稍稍架高一点。工作时需长时间站立的准妈妈感到劳累时，会出现腹部紧缩或胯部肌肉疼痛。如果发现自己的手和脸突然肿起来，那就一定要去看医生。

怀孕35周
呼吸困难

进入怀孕35周时，子宫底高度达到最大，已经上移到胸口附近。子宫会挤压胃部或肺部，同时压迫心脏，所以此时呼吸困难和胸部疼痛的程度最为严重。日益临近的分娩会使准妈妈忐忑不安，和丈夫、朋友或父母多聊聊，也许可以稍微缓解一下内心的压力。

怀孕36周
腹部下坠感增强

本周准妈妈肚脐到子宫顶部的距离缩短，会有腹部下坠感，这是胎儿头部进入产道引起的。随着胎儿下降，上腹部会出现多余空间，准妈妈的呼吸终于变得顺畅，但是骨盆及膀胱的压迫感会加重。腹部下坠感因人而异，有些准妈妈在分娩前几周就有感觉，有些准妈妈则在阵痛开始后才有感觉。

准妈妈气喘加剧。由于子宫膨大，压迫了胃，胃口会变差。分泌物有所增加，排尿次数增多。应该留意水肿、预防早产。

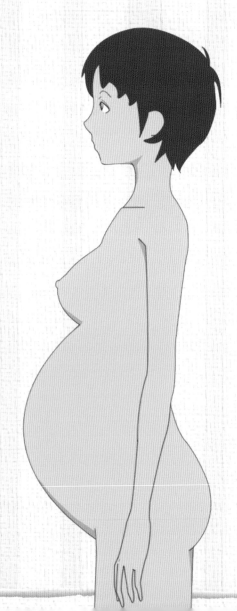

孕前准备 — 每月变化 — 孕期检查 — 孕期营养 — 生活指导 — 孕期保健 — 孕期胎教

做好**分娩前准备**

快要临产了，你是不是对分娩存在恐惧心理呢？准妈妈适当地多做一些分娩前的准备，有助于日后的分娩，也可以帮助你克服在分娩过程中的害怕心理。

孕产要点

产前要做好**外阴清洁卫生**

准妈妈在见红后，应注意保持阴部清洁，会阴部放置消毒垫，且应绝对禁止同房，以防引起产道及宫内胎儿产前感染。

孕产要点

产前要排空**大小便**

准妈妈临产时，医生都要提醒其排空膀胱。因为子宫的位置在膀胱之后，直肠之前，膀胱过度充盈影响子宫收缩及先露部下降。分娩时，子宫强力而有节律地收缩，促进胎儿娩出，此时产妇不排空大小便，会使子宫周围挤压过紧，必然影响子宫收缩，使胎儿先露部受阻而难以下降，以致宫口迟迟不开，这就会使胎头在盆底较长时间地压迫膀胱和肛门括约肌，以致括约肌麻痹而导致产后尿潴留和产后大便困难等问题。

孕产要点

胸式**呼吸法**

孕后期会很自然地用到胸式呼吸法。这种呼吸法使准妈妈和胎儿获得足够的氧气。

呼吸方法：仰卧，两腿膝盖稍微蜷曲，把手放在胸上，从鼻孔慢慢吸气，然后由口中慢慢呼出，和深呼吸是同一道理，可以用手来感觉胸的上下起伏。

孕产要点

分娩过程中的**食品准备**

产妇的饮食以富有糖分、蛋白质、维生素、易消化的为好。根据产妇自己的爱好，可选择蛋糕、面汤、稀饭、肉粥、藕粉、点心、牛奶、果汁、西瓜、橘子、苹果、香蕉、巧克力等多样饮食。每日进食4～5次，少量多餐。体内需要的水分可由果汁、水果、糖水及白开水补充。

孕前 准备

每月 变化

孕期 检查

孕期 营养

生活 指导

孕期 保健

孕期 胎教

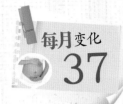

每月变化
37

孕10月的胎儿：**最后的冲刺**

这时，胎儿已经完成出生前的所有准备，在剩下几周内仍会继续成长，体重也会继续增加。胎儿在不停地转动身体，变换姿势，为出生做好了准备。

孕前准备

每月变化

孕期检查

孕期营养

生活指导

孕期保健

孕期胎教

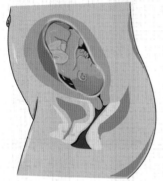

胎儿的感觉器官和神经系统可对母体内外的各种刺激作出反应，能敏锐地感知母亲的思考，并感知母亲的心情、情绪及对自己的态度。此时的胎儿以完全具备生活在母体之外的条件。在孕期的38~40周，小宝宝随时都可能诞生。

❧ 怀孕37周（胎儿35周）
胎儿随时可以出生

现在胎儿足月了，也就是说，他随时可以出生。如三维超声扫描所示，胎儿看起来像个新生儿。如果胎儿是臀先露，医生现在可能会使用体外胎位倒转术。

❧ 怀孕38周（胎儿36周）
准备出生

这个时期，身体各部位的骨骼均匀发育，所以刚出生的婴儿可以马上放声大哭，或者活动手脚。这个时期，胎儿的身体充满了整个子宫，所以胎儿要弯曲身体，双手向前合拢。胎儿的头部会朝向骨盆内的方向，准备出生。准妈妈的骨盆腔包围着胎儿，会好好地保护胎儿。此外，由于受到胎盘分泌的激素刺激，不管是男婴还是女婴，胸部都会鼓起来，出生后不久会恢复正常。

❧ 怀孕39周（胎儿37周）
手指甲和脚趾甲完全形成

此时胎儿的大部分胎毛会脱落，手指甲和脚趾甲完全形成。另外，胎儿的肠道内充满暗绿色胎便。胎便是由胎儿肠道内掉落物和胎毛、色素等物质混合而成。一般情况下，在分娩过程中被排出，或者出生后几天内变成大便排到体外。

❧ 怀孕40周（胎儿38周）
坚持到最后

虽然分娩主要是通过准妈妈的痛苦与努力完成的，但从分娩开始的瞬间直到来到世上为止，胎儿也付出了相当大的努力。配合子宫的收缩和准妈妈的用力，胎儿为了从狭窄且弯曲的产道里挤出，也在不停地转动身体、变换姿势。为了顺利产下胎儿，准妈妈要尽最大努力，听从医生的指示非常重要。分娩的痛苦是不可避免的，但这也是成为母亲的必经磨难，因此一定要坚持到最后。

每月变化
38

留意**分娩的三大征兆**

临产前的一个重要特征——有规则的子宫收缩即称为宫缩。若子宫的收缩不规则，持续时间短则是"假性宫缩"。宫缩、见红和破水是分娩前的三大征兆。

孕产要点

规律性**宫缩**

宫缩的特征

1.子宫的收缩有规律，逐渐加强。宫缩初期大概每隔10分钟宫缩1次，且强度较轻微。

2.宫缩强度逐渐加深，宫缩频率加快，每隔3～5分钟宫缩1次，每次宫缩持续时间变长，可持续50～60秒钟。

3.大部分出现在腹部下方，但是会扩散到背部下方。

4.宫缩会引起腹痛，腹痛一阵紧似一阵，就预示着快临产了。宫缩从不舒服的压力到绷紧、拉扯的痛。

5.有少数准妈妈会出现腰酸症状。

6.宫缩发生时通常情况下会见红。

出现宫缩怎么办

走动可能会使腹痛更严重，准妈妈可以卧床躺着休息。用垫子或椅子做支撑，找一种最适合的姿势减轻疼痛。不要做剧烈运动及使用腹肌的运动，可以做散步这样轻微的活动。最好有家人的陪伴，防止有突然情况发生。

如果宫缩不规律或是形成规律但间隔很长，说明离分娩还有一段时间，可以在家休息，等阵痛达到每10分钟1次的时候再入院待产。

孕产要点

见红

见红的颜色一般为茶褐色、粉红色、鲜红色，出血量一般比月经的出血量少，呈混合黏液流出，质地黏稠。

见红大多发生在分娩临近，阵痛发生前24小时出现。但个体是有差异的，也有准妈妈在分娩1周前或更早就出现见红的情况

如果只是出现了淡淡的血丝，量也不多，准妈妈可以留在家里观察。平时注意不要太过操劳，避免剧烈运动。如果见红后出现阵痛和破水就应该立即在家人的陪同下去医院。

孕产要点

破水

流出的羊水无色透明，可能含有胎脂等漂浮物，感觉到热的液体从阴道持续流出。

不管在什么场合，都应立即平躺，防止羊水流出。破水后，可以垫些护垫，需要干净的内裤和干净的卫生护垫。破水可能会导致宫内感染，所以一旦发生破水就应立即去医院。

孕前准备

每月变化

孕期检查

孕期营养

生活指导

孕期保健

孕期胎教

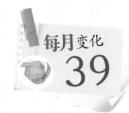

每月变化
39

孕10月 准妈妈的变化

临近分娩时，子宫颈部变得更加柔软，开始出现有规律的子宫收缩。一旦阵痛间隔时间少于30分钟，不要慌张，沉着地做好住院准备。

孕前准备

每月变化

孕期检查

孕期营养

生活指导

孕期保健

孕期胎教

🌳 怀孕37周
耐心等待分娩的来临

随着预产期的临近，准妈妈下腹部经常出现收缩或疼痛，甚至会产生阵痛的错觉。疼痛不规则时，这种疼痛并非阵痛，而是身体为适应分娩时的阵痛而出现的正常现象。随着分娩期的接近，子宫口开始变得湿润、柔软、富有弹性，有助于胎儿顺产。再坚持几天，就可以和宝宝见面了，准妈妈现在要做的是充分休息，做好一切准备，耐心等待分娩的来临。

🌳 怀孕38周
分辨真假宫缩

宫缩是即将分娩的信号，而大部分准妈妈在子宫收缩之前，会经历假阵痛收缩。假阵痛收缩类似阵痛，但是不同于子宫收缩。假阵痛收缩没有规律，而且稍微活动，疼痛就会消失。

🌳 怀孕39周
留意分娩征兆

准妈妈出现有规律的子宫收缩之外，还会出现其他分娩的征兆。由于羊膜的破裂，会流出羊水、堵住子宫颈管的黏液、血液的混合物，这种液体叫作恶露。出现恶露就预示着即将开始分娩，所以应该尽快去医院。

🌳 怀孕40周
做好入院准备

准妈妈腹部感到针刺似的疼痛，并且这种疼痛以30分钟或1小时为间隔持续发生，那么这时就可以认定阵痛开始。阵痛的时间间隔因人而异。一旦阵痛间隔时间小于30分钟，不要慌张，应沉着地做好住院准备。

子宫收缩频繁，开始出现生产的征兆，应该避免独自外出，等待分娩。

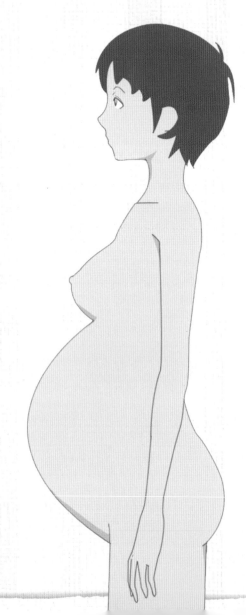

每月变化 40

准备好 入院待产包

准妈妈们要想打赢这场生产仗，就要把住院需要用的东西进行全面的考虑，越详细越好。一旦发生突发状况，就可以说走就走了。下面就介绍了超全面的待产包清单，看看你都准备好了吗？

孕产要点

宝宝用品

❀ 衣物

秋冬季节出生的宝宝：2件和尚衣+1件稍厚点的上衣+一个羊毛外套+抱被。

春夏季节出生的宝宝：2件和尚衣+一件稍厚点的上衣+一个薄外套+抱被。

❀ 湿纸巾一包

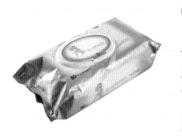

出生不久后，会时常拉便便，我们可以借助柔软的湿纸巾来擦净臀部，如果每次臀部都用水洗的话，新生宝宝很容易着凉。

❀ 纸尿裤30片

住院大概是2～5天，可以先准备几十片入院必备。

❀ 尿垫3张

使用水洗尿布必备搭配，避免尿湿床单。

❀ 爽身粉1盒

新生宝宝自胎体娩出后，皮肤非常的柔嫩脆弱，为了避免更多地摩擦到宝宝幼嫩的肌肤而导致破皮，我们需要时刻干爽宝宝的身体，擦拭爽身粉，保持身体干燥爽滑，女宝宝在擦拭爽身粉的时候尽量避免接近生殖器官。（食用的玉米淀粉最好用）

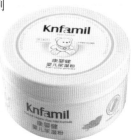

❀ 纱布尿布20片

夏季新生儿就要必备，在医院里24小时都用纸尿裤会令宝宝臀部很难受，建议白天用水洗尿布。

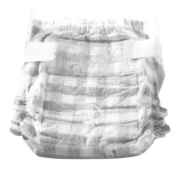

孕前准备

每月变化

孕期检查

孕期营养

生活指导

孕期保健

孕期胎教

孕前 准备

每月 变化

孕期 检查

孕期 营养

生活 指导

孕期 保健

孕期 胎教

🌳 抱被1个

宝宝自胎体分娩后穿上衣物，需要马上套上抱被，即保暖又能起到一个防护作用，避免大人因为用力过度抱而弄伤宝宝。

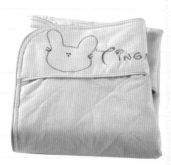

🌳 胎帽 1个

胎帽可以保暖挡风，又能很好地保护新生儿脆弱的头部，必备。

🌳 新生儿专用枕头

新生儿穿上衣物抱被后如果不垫上枕头的话，会显得在水平面上宝宝身高头低，不利于新生儿呼吸顺畅。

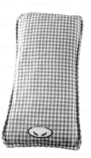

🌳 垫背巾5张左右

夏季宝宝必须备用，宝宝后背流汗弄湿衣服会容易感冒，垫上这个吸汗巾真的很省事，湿了就轻轻从后背抽出来再继续垫上一张。

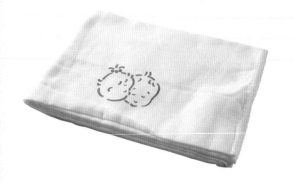

🌳 浴巾2个

宝宝出生后，护士会先用浴巾擦拭新生儿身上的羊水，浴巾很重要也很多用。

🌳 婴儿被子1张

一般产房都会有配的，但是还是带上吧，以备不需之用，咱们当妈妈的多用点心为好。

🌳 小毯子1张

这个时候抱着宝宝出分娩房门口的时候应该盖上一张毯子挡风，千万不能让宝宝吹到风。

孕产要点

喂哺用品

🌳 第一阶段奶粉1罐

妈妈产后如果奶水没有及时分泌，这时候我们可以先用奶粉暂时代替喂养宝宝，同时妈妈也要通过正确的方法去通奶水，因为全世界最好的喂养方式还是母乳喂养。

🌳 小碗1个

住院期间也要间隔喂宝宝喝水。

🌳 小勺两个

喂水给宝宝喝或者搅拌牛奶，两用。最好选择硅胶软勺，切忌选择塑料勺子，边缘硬怕弄伤宝宝的小嘴唇。

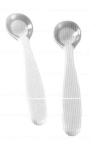

奶瓶2个

两个奶瓶才能方便消毒换洗，最好一个玻璃和一个PP（聚丙烯）材料的，玻璃的摔碎了永远还有一个PP（聚丙烯）材料的奶瓶在！喝水+喂养奶粉都可以。

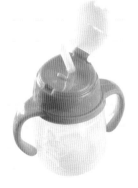

奶瓶夹+奶瓶刷

奶瓶的必备搭配哦！消毒和清洗奶瓶必备，难道你要在高温下用手捞起奶瓶吗？奶瓶夹还可以防止大人手上的细菌间接的传到奶瓶上。

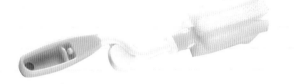

电磁炉煮水锅 1个

一般住院都有配的，如果觉得公用的煮水锅脏的话就用自己家里带的吧，那种宽口的锅既可以烧水喝，也可以消毒宝宝奶瓶。

暖奶器1个

只需要买一个暖奶器就可以，消毒奶瓶都是用一个不锈钢锅把奶瓶扔水里煮个15分钟即可。

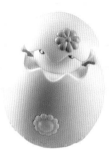

小毛巾或者纱布手帕共12条

擦嘴，擦脸，擦臀部，洗澡……买多也不怕，以后也能用得着。

大瓶纯净水1罐：去超市买也行，或者从家里带水过去也行，医院的水有一股药水味道，虽然煮开了但是对宝宝和大人都不太好，尽量避免食用。

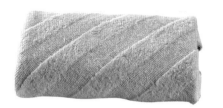

孕产要点

妈妈用品

一次性内裤5条左右

根据入院时间来定数量吧，住院期间如果把水洗内裤弄脏了很麻烦也很尴尬，直接用一次性的比较方便，整个月子期间至少准备30条一次性内裤。

产妇卫生巾10条

一定要准备产妇卫生巾。因为在分娩后，产道会流出如月经一般的血状分泌物。

月子帽1个

住院和出院都要戴，头部千万不能受风。

孕前 准备

每月 变化

孕期 检查

孕期 营养

生活 指导

孕期 保健

孕期 胎教

孕前准备

每月变化

孕期检查

孕期营养

生活指导

孕期保健

孕期胎教

✿ 月子拖鞋1个

秋冬季节就要选择全包跟，别让脚冷着了。

✿ 吸奶器1个

可以带也可以不带，有些妈妈早开奶，肯定会涨奶的，必须借助吸奶器，用手挤掉乳汁乳房会容易变形。

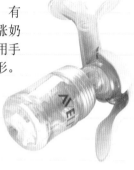

✿ 睡衣2～3套

分娩后会在1～3天内经常出汗，虽然不能洗澡，但是我们能擦擦身子，替换掉满是汗味的衣服保持身体清爽。

✿ 一次性防溢乳垫3片

住院就先用一次性的吧，扔掉也比较方便，水洗的适合居家用。

✿ 巧克力2条

巧克力可以用来补充了体力。

✿ 大外套1件

下床或者出院披上。

✿ 毛巾1条

分娩时出汗擦拭和住院后擦洗身子。

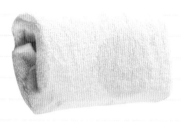

✿ 洋参水1杯

先让家人泡好在保温杯里准备着，分娩时要靠吃巧克力和喝洋参水来补充体力帮助顺产分娩。

✿ 月子牙刷3支

一天1～2支，一次性的，刷了就扔掉，不下床不沾水就能保持口腔清新。

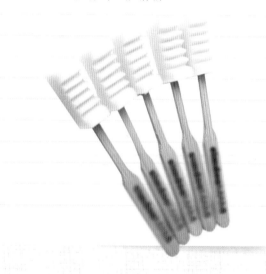

第三章

孕期

检查

　　要想生一个健康宝宝，孕期检查是重要保证，你千万不能忽视。通过孕期检查，如发现准妈妈患有疾病不宜继续妊娠，或发现胎儿有明显先天性疾病时，可以及早终止妊娠。同时，定期检查还可以了解胎儿发育和母体变化情况，如查出现异常情况，及早进行治疗。

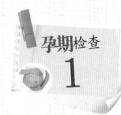

孕期检查
1

准妈妈**的产检**

从怀孕到分娩，准妈妈不知道要做多少次大大小小、各种各样的检查。为此，我们循着准妈妈手册的日程表，准妈妈可别忘记了定期产检，应确保母子均安。

孕产要点

5～8周：B超检查

此时通过B超检查，大致能看到胚囊在子宫内的位置，若仍未看到，准妈妈不必太过着急，可在两周后再检查一下。但需要排除宫外孕的可能。准妈妈若无阴道出血的情况，仅需看看胎心胎芽。若有阴道出血时，排除"先兆性流产"，这段时间如有一些组织从阴道中掉出来，就要考虑是否真的已经流产。另外，在孕期5～8周，还可以看到胚胎数目，以确定准妈妈是否孕育了双胞胎。

通过B超检查可看到胚胎组织在胚囊内，若能看到胎儿的心跳，则代表胎儿目前处于正常状态。

孕产要点

9～11周：NT检查

颈后透明带（NT）扫描是评估你的宝宝是否可能有唐氏综合征的一个方法。在孕10～14周期间，在宝宝后颈部皮肤下面积聚的液体，能用B超进行测量。所有的宝宝都有一些液体，不过，多数有唐氏综合征宝宝的颈后透明带（NT）更厚。颈后透明带扫描不能确切判断你的宝宝是否染病，但是可以帮助你决定是否需要进行诊断性检测。

孕产要点

12周：第一次产检

大多数准妈妈在孕12周左右开始进行第一次产检。由于此时已经进入相对稳定的阶段，一般医院会给准妈妈办理"准妈妈健康手册"。日后医生为每位准妈妈做各项产检时，也会依据手册内记载的检查项目分别进行并做记录。

检查项目主要包括：1.进行问诊。2.量体重和血压。3.身体各个部位检查。4.听胎儿的心跳。5.检查子宫大小。6.抽血。7.验尿。8."胎儿颈部透明带"的筛查。

孕产要点

13～16周：第二次产检

从第二次产检开始，准妈妈每次必须做基本的例行检查，包括称体重、量血压、问诊、查子宫大小及听胎儿心音等。如果准妈妈年龄在35周岁以上，建议在18周后抽血做唐氏症筛检（16～18周最佳）。胎儿颈部透明带大于3.0毫米，抽血结果概率大于1/270，有唐氏症儿的可能性，应安排做羊膜腔穿刺检查。至于施行羊膜穿刺的周期，原则上是以16～20周进行，主要是看胎儿的染色体异常与否。

孕前准备

每月变化

孕期检查

孕期营养

生活指导

孕期保健

孕期胎教

孕产要点

17～20周：第三次产检

孕20周做B超检查，主要是看胎儿外观发育上是否有较大的问题。医生会仔细测量胎儿的头围、腹围、看大腿骨长度及检视脊柱是否有先天性异常。准妈妈在孕16周时，已可看出胎儿性别，但在孕20周时，准确率更高。至于最令准妈妈期待的首次胎动，会在18～20周出现。

孕产要点

21～24周：第四次产检

大部分大排畸筛查和妊娠糖尿病，是在孕期第24周做的。大排畸筛查可以选择做三维或四维，医生会做一个全面的胎心筛查。妊娠糖尿病检查时，医生会抽取准妈妈的血液样本进行餐前和餐后的糖耐检测。如检查出患有妊娠糖尿病，在治疗上，要采取饮食及注射胰岛素来控制，千万不可使用口服的降血糖药物来治疗，以免影响胎儿。

孕产要点

25～28周：第五次产检

艾滋病抗体：此阶段最重要是为准妈妈抽血复查梅毒、艾滋病、乙型肝炎有关抗原、抗体。目的是要再次确认准妈妈早孕时所做的反应，要检视准妈妈本身是否带有或已感染到乙型肝炎。此外，血常规、尿常规的复查也很必要。

孕产要点

29～32周：第六次产检

在孕期28周以后，准妈妈的产检是每两周检查1次。医生要陆续为准妈妈检查是否有水肿现象。由于大部分的妊高征，会在孕期28周以后发生，所以，准妈妈在怀孕后期，针对血压、蛋白尿、尿糖所做的检查非常重要。如果测量结果发现准妈妈的血压偏高，又出现蛋白尿、全身水肿等情况时，准妈妈须多加留意，以免有妊高征的危险。另外心电图、肝胆B超的检查也是必要的。

孕产要点

33～35周：第七次产检

到了孕期34周时，建议准妈妈做一次详细的B超检查，以评估胎儿当时的体重及发育状况，并预估胎儿至足月分娩时的重量。一旦发现胎儿体重不足，准妈妈就应多补充一些营养物质。

孕产要点

36周：第八次产检

为分娩事宜做准备。从36周开始，准妈妈愈来愈接近分娩日期，此时所做的产检，以每周检查1次为原则，并持续监视胎儿的状态。此阶段的准妈妈，可开始准备一些入院用的东西，以免分娩当天太过匆忙，变得手忙脚乱。

孕前准备

每月变化

孕期检查

孕期营养

生活指导

孕期保健

孕期胎教

孕产要点

37周：第九次检查

随着胎儿长大，胎动愈来愈明显，准妈妈宜随时注意胎儿及自身的情况，以免胎儿提前出生。腹部发硬、尿频严重、胎动有所减少、阴道有血性的分泌物等症状，都是临近分娩的征兆，准妈妈要时刻准备着。破水时，要马上平卧，急送医院。

孕产要点

38～42周：第十次产检

从38周开始，胎位开始固定，胎头已经下来，并卡在骨盆腔内，此时准妈妈应有随时分娩的心理准备。在未分娩前，仍应坚持每周检查1次，让医生进行胎心监护、B超检查，了解羊水以及胎儿在子宫内的状况。如果超过41周还未有分娩迹象，准妈妈应该住院催产了，因为逾期过久，胎儿在宫内将面临缺氧危险。

	孕早期	孕中期		孕后期		
月份	1～3	4	5～7	8	9	10
周数	12周内	13～16周	17～28周	29～32周	33～36周	37～40周
检查次数	早孕建卡	初查	每4周1次	每2周1次		每周1次
检查	妇科检查 血常规 尿常规 肝功检查 病毒检查 B超检查 心电图	常规检查 尿常规 血常规 NT检查	常规检查 尿常规 血常规 B超检查 排畸检查 唐筛检查 糖耐检查 心电图	常规检查 宫高 腹围 水肿检查 胎心多普勒听诊 尿常规 血常规 心电图		常规检查 宫高 腹围 水肿检查 胎心多普勒听诊 尿常规 血常规 心电图 骨盆内诊

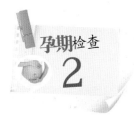

孕前准备

每月变化

孕期检查

孕期营养

生活指导

孕期保健

孕期胎教

孕期检查 2

验孕的方法

若受精成功，在性生活后的10多天（月经前一周）即可测试。一般在月经期过后7～10天检测比较准确，怀孕时间越久，两条线就越明显。

孕产要点

早孕试纸测验

早孕试纸测验就是检测母体血或尿中有无绒毛膜促性腺激素。如果有，说明体内存在胚胎绒毛滋养层细胞，即可确定怀孕。早孕试纸用起来很方便也很快捷，很多女性已习惯用早早孕试纸来测试自己是否怀孕。测试时需要注意以下事项：

1.注意早孕试纸的生产日期，不要使用过期的测试卡，以免影响准确度。

2.为了减小测试不准确的几率，操作之前要仔细读测试卡说明书。

3.如果你对测试结果拿不准，最好打咨询电话问问医生，在医生的指导下完成测试。出现测试结果呈阳性但很不明显，你就该假设自己怀孕了，要去医院检查一下。

4.应掌握好测定时间。HCG（人绒毛膜促性腺激素）一般在受精卵着床几天后才出现在尿液中，而且要达到一定量才能被检出。

5.检测时注意尿液浸没试纸的长度。有时候尿液浸没检测试纸的长度过长可能使测试结果难以判断。

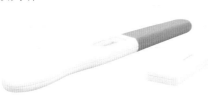

孕产要点

采血

去医院验孕一般包括验尿和采血。比较准确地方法是采血验孕，又称为"血HCG（人绒毛膜促性腺激素）"。在受孕14天左右去医院，采几滴血就能检验出来。准妈妈去医院验孕之前可以吃饭，喝水。但如果要做血糖、肝功能系列的检查就要空腹了。

孕产要点

B超检查

如果B超检查中发现子宫体积变大，同时子宫内壁变厚，就能确认你怀孕了。在怀孕4周半时，利用B超检查能确认胎囊状态，并由此诊断出准妈妈是正常怀孕还是宫外孕。所以，即使早早孕试纸显示已怀孕了，建议准妈妈也要在怀孕35天时去医院接受B超检查。

序号	B超检查的意义
1	确定怀孕状态是否正常和推算预产期
2	确定胚胎个数
3	排除异位妊娠，如宫外孕

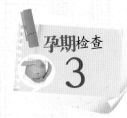

孕期检查
3

B超检查

医学研究认为B超检查是安全的，因此，准妈妈不必对孕期B超检查产生恐惧心理。一般情况下，准妈妈在孕期一般至少会进行3次或更多的B超检查。

孕产要点

B超检查的种类

普通B超检查：这种检查在怀孕期间的任何时候都可以进行，透过普通B超检查可以知道胎儿的大小和重量、胎儿的位置以及羊水量和胎盘的状态等。

精密超音波检查

这种检查在怀孕大概18周以后进行。利用精密B超检查可以得知胎儿的各个部位的构造是否正常。建议高危险准妈妈务必进行精密B超检查，非高危险准妈妈也至少应进行一次精密的B超检查。

三维、四维B超检查

这两个B超检查适用于以下4种状况，
①怀孕3个月左右的畸形儿检查。
②从头部头皮检查。
③怀孕24周以后更加具体地检查胎儿。
④分娩之前查看胎儿的状况。

心脏B超检查

这种检查时间应在怀孕20～24周时进行。如果曾经生下心脏畸形儿或者家庭成员中有心脏畸形的人，或在一般B超检查时发现胎儿有心脏异常迹象时，就应当进行心脏B超检查。

孕产要点

B超检查的方法

进行B超检查之前，建议多喝水、不要排尿。如果膀胱是空的，子宫就会移到骨盆的下侧，致使检查难以进行。检查之前，医院将会在腹部涂抹润滑剂，润滑剂有助于检测仪在腹部表面移动。

孕产要点

B超可以检测的事项

怀孕初期

是否正常怀孕，是否为多胞胎、子宫外孕、子宫肌瘤、卵巢囊肿和计算预产期等等。

怀孕中后期

胎儿的成长速度、胎儿位置异常与否、胎盘的状态、羊水量及部分形态是否异常和内部脏器是否异常等。

孕产小提示

◎普通"B超"可以发现胎儿畸形…

普通B超可以对胎儿的发育情况进行监测。但对于软组织和小骨骼的病变比如无眼球、少耳朵、兔唇、狼咽、腭裂、多指、并指等畸形则难以被发现。因此普通B超仅能发现胎儿畸形的90%左右。

孕前准备
每月变化
孕期检查
孕期营养
生活指导
孕期保健
孕期胎教

孕产要点

孕检B超测量数据的说明

胎头

轮廓完整为正常，缺损、变形为异常，脑中线无移位和无脑积水为正常。

BPD代表胎头双顶径，怀孕到足月时应达到9.3厘米或以上。按一般规律，在孕5个月以后，基本与怀孕月份相符。

胎心

有、强为正常，无、弱为异常。胎心频率正常为每分钟120～160次之间。

胎动

有、强为正常，无、弱可能胎儿在睡眠中，也可能为异常情况，要结合其他项目综合分析。

脊椎

胎儿脊柱连续为正常，缺损为异常，可能脊柱有畸形。

胎盘

胎盘成熟度分为Ⅲ级，Ⅰ级为胎盘成熟的早期阶段，回声均匀，在怀孕30～32周可见到此种变化；Ⅱ级表示胎盘接近成熟;Ⅲ级提示胎盘已经成熟。

股骨长度

是胎儿大腿骨的长度，它的正常值与相应的怀孕月份的BPD值差2～3厘米，比如说BPD为9.3厘米，股骨长度应为7.3厘米；BPD为8.9厘米，股骨长度应为6.9厘米等。

羊水

羊水深度在3～7厘米为正常，超过7厘米为羊水增多，少于3厘米为羊水减少。

脐带

正常情况下，脐带应漂浮在羊水中，如在胎儿颈部见到脐带影像，可能为脐带绕颈。

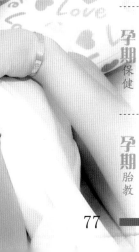

孕前准备

每月变化

孕期检查

孕期营养

生活指导

孕期保健

孕期胎教

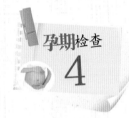

孕期检查
4

NT检查

NT指的是颈项透明层，也就是胎儿颈椎水平矢关切面皮肤至皮下软组织之间的最大厚度。颈项透明层检查目的是为了在妊娠较早阶段诊断染色体疾病和发现多种原因造成的胎儿异常。

孕产要点

什么是NT检查

颈后透明带扫描是评估胎儿是否可能有唐氏综合征的一个方法，这是一种筛查。与绒毛活检或羊水穿刺这样的诊断性检测不同，会有一个确定的诊断结果，即明确的染色体核型。颈后透明带的超声检查依赖于医生诊断的经验，B超机器的灵敏度，因此是一种筛查，所得结果可以提示准妈妈进一步选择何种检查更为恰当。

孕产要点

NT检查什么时候做

颈后透明带B超扫描通常在孕11～13周进行。11周之前扫描从技术上来讲很困难，因为胎儿太小，而过了14周，过多的液体可能被胎儿正在发育的淋巴系统吸收，结果不准确。这种筛查主要是通过超声扫描来做，通常在腹部做B超，但是也要看胎儿和子宫的位置，必要时，要通过阴道B超来进行，这样可以看得更清楚。

为了准确测定孕周，B超医生会测量胎儿的头臀长和颈后透明带的宽度。在B超下，胎儿的皮肤看起来像一条白线，而皮肤下的液体看起来则是黑色的。这个阶段胎儿看上去很清晰，能看到他的头、脊柱、四肢、手和脚。

孕产要点

NT检查的安全范围是多少

颈后透明带随着胎儿的生长而相应增长。B超医生认为颈后透明带大于2.5毫米为异常。颈后透明带越厚，胎儿患唐氏综合征的风险越高。如果厚度已经达到了6毫米，那就具有很高的唐氏综合征以及其他染色体、遗传综合征和心脏问题的风险。颈后透明层增厚的胎儿中约10%合并有染色体异常，其中最常见的是21-三体综合征。NT越厚，染色体异常的风险越高；NT增厚的胎儿先天性心脏病的危险度为NT正常儿的6倍。

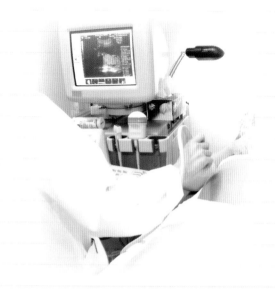

孕前准备

5

唐筛检查

唐筛即指唐氏筛查。唐氏筛查是一种通过抽取准妈妈血清。检测母体血清中甲型胎儿蛋白和绒毛促性腺激素的浓度。并结合准妈妈的预产期、年龄、体重和采血时的孕周等。计算生出唐氏儿的危险系数的检测方法。

孕产要点

唐筛的最佳时间

唐氏筛查的最佳时间是在孕15～20周。一般抽血后2～3周内即可拿到筛查结果，如果结果为高危也不必惊慌，因为还要进一步做羊水穿刺和胎儿染色体检查才能明确诊断。准妈妈做唐氏筛查时无需空腹，抽取静脉血。

孕产要点

哪些准妈妈该做唐氏筛查

每一个准妈妈都应该做唐氏筛查。唐氏的发生具有随机性，只有大约1%的唐氏患者与遗传因素相关，其他发病因素不明。

随着年龄的增长，生下唐氏儿的概率就越高，为了避免唐氏患儿给家人带来的负担，准妈妈应自觉去医院做唐筛。当准妈妈超过35岁即"高龄产妇"，胎儿的先天性缺陷概率会增加，因此，"高龄产妇"做唐氏筛查是非常必要的。

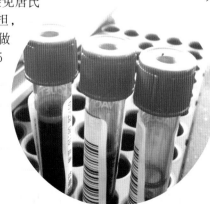

孕产要点

唐筛结果值多少算正常

甲型胎儿蛋白（AFP）一般范围为0.7～2.5MOM，而绒毛膜促性腺激素越高，胎儿患唐氏症的机会越高。另外，医生还会将甲胎蛋白值、绒毛膜促性腺激素值以及准妈妈的年龄、体重、怀孕周数输入电脑，由电脑算出胎儿出现唐氏症的危险性，不同医院使用的标准不一样，有的医院正常值标准是"小于1/270"，有的则是"小于1/380"，但小于标准值的未必不是愚型儿，大于标准值的未必是愚型儿。

孕产要点

唐筛有用吗

唐筛的检查只能帮助判断胎儿患有唐氏症的机会有多大，但不能明确胎儿是否患上唐氏症。唐筛检查的指数超出正常范围的准妈妈应进行羊膜穿刺检查或绒毛检查，如果羊膜穿刺检查或绒毛检查结果正常，才可以百分之百的排除患唐氏儿的可能性。

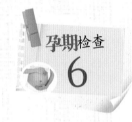

孕期检查
6

大排畸检查

"大排畸"是通过做B超看胎儿发育是不是有严重畸形，进而来排除畸形。

孕前 准备
每月 变化
孕期 检查
孕期 营养
生活 指导
孕期 保健
孕期 胎教

孕产要点

大排畸的内容

常规项目

胎位、双顶径、枕额径、腹径、股骨长度、骨长度、羊水、胎动、胎心、胎心率、胎盘位置、胎盘厚度、胎盘分级、胎盘下缘。

大排畸九项筛查

小脑，上唇，胃泡，心脏四腔，双肾，膀胱，胫、腓、尺、桡骨，脊柱，腹壁。

孕产要点

大排畸什么时间做最好

一般在20～24周的时候可以做彩超产前排畸，四维彩超可立体显示胎儿的颜色、面孔、各器官的发育情况，甚至胎儿在母体里的状态。对胎儿畸形，如唇裂、腭裂、骨骼发育异常、心血管畸形等能早期诊断。

孕产要点

大排畸B超与常规B超的区别

一般在孕20周左右有一次B超，看得比较仔细，观察比较全面，主要是排除畸形。以后的B超也会看到的，但是侧重测量胎儿颈线，看生长发育速度是否正常，且在此孕周范围内胎儿大小适中，超声显影较清晰。

80

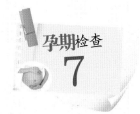

孕前准备

每月变化

孕期检查

孕期营养

生活指导

孕期保健

孕期胎教

孕期检查

7

糖耐量检查

糖耐量是人体对葡萄糖的耐受能力。医院通常会对疑似糖尿病准妈妈进行糖耐量测试，如果糖耐量试验服糖后两小时血糖介于7.8毫摩/升～11.1毫摩/升，表明机体糖耐量能力减低，也就是说身体对糖的吸收和利用要比正常人差。

孕产要点

什么情况下需要做糖耐

如果糖筛结果为血糖值≥7.8mmol为糖筛查异常，需进一步行糖耐即"葡萄糖耐量试验"（OGTT）。

孕产要点

葡萄糖耐量试验方法

试验前空腹12小时，先空腹抽血查血糖，将葡萄糖粉75g溶于200ml水中，5分钟内喝完，喝第一口开始计时，1小时、两小时、3小时后抽血查血糖

正常值标准为：空腹5.6mmol/L，1小时10.3 mmol/L、两小时8.6 mmol/L、3小时6.7 mmol/L，其中有两项或两项以上达到或超过正常值，则可诊断为妊娠期糖尿病，仅1项高于正常值，则诊断为糖耐量异常。

最重要的是：必须喝完糖水超过1个小时才能抽血的！

孕产要点

糖筛与糖耐的区别

糖筛是空腹喝75克葡萄糖溶于水中，1小时后再抽血；

糖耐是先空腹抽血一次，然后喝75克葡萄糖溶于水，1小时、2小时、3小时后分别再抽一次血。

孕产要点

空腹血糖和糖耐量的区别

空腹抽血可以检测你身体本身的血糖水平，而糖耐更注重检查你身体的糖代谢功能。 需要抽三次血，第一次空腹，然后喝75克葡萄糖一个小时后、两个小时后分别抽第二次、第三次。

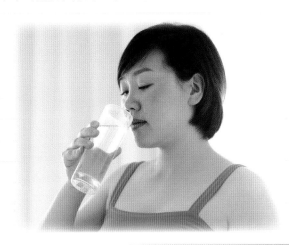

孕期检查
8

胎心 监护

一般进入围产期（孕28周）以后，就应该对胎儿宫内的情况做仔细的了解。胎心监护可以直接反应胎儿在宫内的生存状态，对刺激后产生的反应是否正常。

孕产要点

胎心监护前的注意事项

准妈妈不要选择饱食后和饥饿时进行胎心监护，因为此时胎儿不喜欢活动，最好在做监护1小时前吃一些食物。进行胎心监护时，最好选择一天当中胎动最为频繁的时间进行，以避免不必要的重复。

孕产要点

胎心监护的目的

胎心监护是通过信号描述瞬间的胎心变化所形成的监护图形的曲线，可以了解胎动时、宫缩时胎心的反应，以推测子宫内胎儿有无缺氧。准妈妈在做胎心监护时应选取一个最舒服的姿势，比如半卧位或坐位。胎心监护上主要是两条线，上面一条是胎心率，正常情况下波动在120～160；下面一条表示宫内压力，只有在宫缩时会增高，随后会保持在2.67kPa左右。胎心监护一般需要进行20分钟左右。若医生在监护报告的标注上：NST（－），说明胎儿在子宫内非常的健康。若报告的结果是NST（＋），医生会根据你的实际孕周，采取相应的处理方法。

孕产要点

胎心监护的方法

数胎动

胎动次数大于12次，为正常；如果12小时胎动次数少于10次，属于胎动减少，就应该仔细查找原因，必要时到医院进行胎心监测。数胎动的方法既简单又方便，准确率也比较高，大多数的医生都会推荐准妈妈使用这种方法。

B超检查

B超检查一般是针对有特殊状况的准妈妈，只能在医院进行。

孕产要点

听胎心数胎动的具体方法

6个月

以与肚脐平齐为基准，左右上下各15～20厘米转移。

7～8个月

听胎心的位置先分别取腹部的左下方和右下方，然后左上方和右上方、再左中间和右中间。测得结果若是100～120次/分，则为轻度过缓；160～180次/分，轻度过速。

孕前准备

每月变化

孕期检查

孕期营养

生活指导

孕期保健

孕期胎教

8~9个月

胎动很重要。上午8~12点，慢而均匀。下午2~3点最少。晚上最多最活跃，此时胎教效果明显。数胎动时应取卧位或坐位，思想集中，可记录在纸上，以免遗漏。若连续胎动或在同一时刻感到多处胎动，算作一次，等胎动完全停止后，再接着数。

孕产要点

胎心异常的**表现及原因**

胎儿在子宫内缺氧会导致胎心异常。胎心异常的程度越严重，意味胎儿缺氧也越重。当然，也不是所有的胎心异常都是缺氧引起的，准妈妈健康的情况也会影响胎心的变化，如感冒发热，胎心常常会超过160次/分；甲状腺功能亢进，准妈妈本身的心率很快，胎儿的心率也常常超过160次/分。因此在有胎心异常时，需仔细地分析情况，作出正确的判断及处理，如确实有胎儿缺氧的情况存在，应及早分娩。

孕产要点

如何在家进行**胎心监护**

在怀孕的16~20周，大多数准妈妈都会感觉到胎动。既像一种轻柔的敲击，又像是腹内咕噜咕噜地冒气泡。当孕期满24周时，就该数胎动了。准妈妈在心情平稳的情况下仰卧，胎心声是如钟表的"嗒嗒声"，在腹部同一位置，缓慢持续加压。

一般来说，在正餐后卧床或坐位计数，每日3次，每次1小时。每天将早、中、晚各1小时的胎动次数相加乘以4，就得出12小时的胎动次数。如果12小时胎动数大于30次，说明胎儿状况良好，如果为20~30次应注意次日计数，如果小于20次要告诉医生，做进一步检查。当怀孕满32周后，每次应将胎动数做记录，产前检查时请医生看看，以便及时指导。

当胎儿已接近成熟时，记数胎动尤为重要。如果1小时胎动次数为4次或超过4次，表示胎儿安适；如果1小时胎动次数少于3次，应再数1小时，如仍少于3次，则应立即去医院产科看急诊以了解胎儿情况。

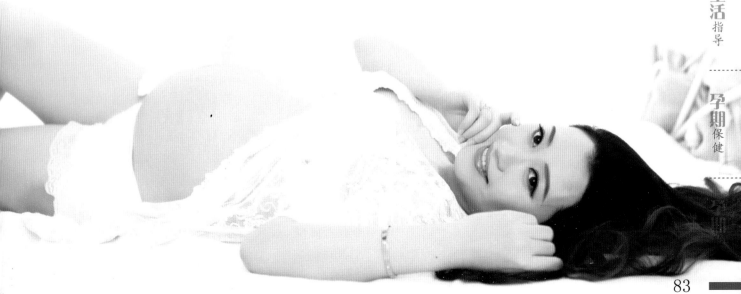

孕前 准备

每月 变化

孕期 检查

孕期 营养

生活 指导

孕期 保健

83

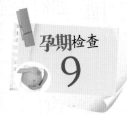

孕前准备

每月变化

孕期检查

孕期营养

生活指导

孕期保健

孕期胎教

孕期检查 9

数胎动

怀孕满4个月后，即从第5个月开始，准妈妈可明显感到胎儿的活动，胎儿在子宫内伸手、踢腿、冲击子宫壁，这就是胎动。胎动的次数并非恒定不变，妊娠28～38周是胎动活跃的时期，以后稍减弱，直至分娩。

孕产要点

胎动规律和变化

🐟 孕16～20周

孕16～20周是刚刚开始能够感觉胎动的时期。这个时候的胎儿运动量不是很大，动作也不激烈，准妈妈通常觉得这个时候的胎动像鱼在游泳，或是"咕噜咕噜"吐泡泡，跟胀气、肠胃蠕动或饿肚子的感觉有点像，没有经验的准妈妈常常会分不清。此时胎动的位置比较靠近肚脐眼。

🐟 孕20～35周

这个时候的胎儿正处于活泼的时期，而且因为长得还不是很大，子宫内可供活动的空间比较大，所以这是胎儿胎动最激烈的一段时间。准妈妈可以感觉到胎儿拳打脚踢、翻滚等各种大动作，甚至还可以看到肚皮上突出的小手小脚。此时胎儿位置升高，在靠近胃的地方。

🐟 临近分娩

因为临近分娩，胎儿慢慢长大，几乎撑满整个子宫，所以宫内可供活动的空间越来越少，施展不开，而且胎头下降，胎动就会减少一些，没有以前那么频繁。胎动的位置也会随着胎儿的升降而改变。

孕产要点

怎样数胎动

🐟 计算10次胎动所需时间

准妈妈早上起床后就开始测量胎动，数胎动时，可以照常地上班、做家务。有些准妈妈1小时可能就有10次胎动，也有可能到晚上才有10次。如果到了晚上都没有10次胎动的话，建议马上去医院检查。

🐟 记录每天的胎动次数

每天早上8点开始记录，每感觉到一次胎动，就记录1次，累计10次后，就不再做记录。如果到晚上8点，胎动次数都没有达到10次的话，建议你尽快去医院检查。

🐟 计算固定时间内的胎动次数

准妈妈每天测试3小时的胎动。分别在早上、中午、晚上各进行1次。将所测得的胎动总数乘以4，作为每天12小时的胎动记录。如果每小时少于3次，则要把测量的时间延长至6小时以上。

第四章

孕期营养

宝宝在子宫内发育成长，每一个阶段的健康发育都需要各种营养素，如果缺乏任何一种营养素，都可能对宝宝造成不可挽回的影响。充足、完整、均衡的孕期营养是确保宝宝健康成长的关键。

叶酸

补充 DHA

补充蛋白质

准妈妈补铁

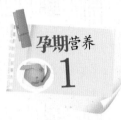

孕期营养 **1**

叶酸

叶酸是预防宝宝出生缺陷的一种重要方式。那么什么牌子的叶酸好？叶酸片怎么吃？如何补充叶酸才能降低叶酸的副作用，最有利于准妈妈和宝宝呢？

什么时候吃，吃多少好

中国营养学会2007年的《中国居民膳食指南》指出，育龄女性应从孕前3个月开始补充叶酸，每日补充叶酸400微克，并持续至整个孕期。因为女性体内的叶酸水平，不是用药后短期内就能升高的。

喝孕妇奶粉还需补叶酸吗

一般孕妇奶粉中叶酸的含量是少于叶酸片的含量。正常来说，准妈妈每天需要补充叶酸的量是0.4毫克，所以如果奶粉里的含量有0.1毫克，那么怀孕中后期就不用补了，因为平时吃的青菜里也有叶酸，若达不到，还是需要服用叶酸片剂的。

什么牌子的叶酸好

目前市场上的维生素和叶酸片的种类实在是太多了，所以，你在挑选叶酸时，要特别注意产品的生产厂家、叶酸的含量、适宜人群、不良反应以及影响吸收和利用的因素等。如果你不属于需要多补充叶酸的人群，你服用的叶酸片中的叶酸含量应该是0.4毫克/日。如果你对自身状况不能准确进行判断，可咨询医生的意见。

食物名称（100克）	叶酸含量（微克）	食物名称	叶酸含量（微克）
鸡肝	1172.2	核桃	102.6
猪肝	425.1	蒜苗	90.9
黄豆	181.1	菠菜	87.9
鸭蛋	125.4	豌豆	82.6
花生	107.5	鸡蛋	70.7

孕前准备

每月变化

孕期检查

孕期营养

生活指导

孕期保健

孕期胎教

孕前准备

每月变化

孕期检查

孕期营养

生活指导

孕期保健

孕期胎教

产后食谱

酥炸鸡肝

材料　鸡肝300克，蛋黄2个，生粉、盐、姜汁、料酒、生抽、植物油、香油各适量。

做法　1.蛋黄、淀粉拌匀成蛋浆。

2.鸡肝切去油脂洗净，抹干水分，一切为4块，加入盐、姜汁、生抽、香油、料酒，拌匀腌30分钟，然后蘸上蛋浆，再蘸淀粉。

3.锅置火上，放入油，烧热，将弄好的鸡肝放入油锅中炸2分钟盛起，再放入油中炸脆上碟，可以用盐搅拌后食用。

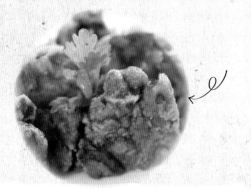

产后食谱

番茄猪肝汤

材料　番茄300克，猪肝80克，瘦猪肉80克，土豆50克，盐5克，鸡精3克，醋10克。

做法　1.番茄洗净，每个切4块；土豆去皮洗净；瘦猪肉洗净，切薄片；猪肝切薄片，用清水冲洗，加醋腌10分钟。

2.瘦猪肉和猪肝加调料腌10分钟，放入开水中，煮半熟捞起。

3.将土豆、番茄放入煲里，加水适量，用小火煲20分钟，下猪肝、瘦猪肉煲至肉熟，加入盐、鸡精调味即可。

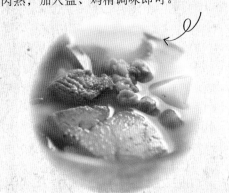

产后食谱

青菜肝末

材料　猪肝50克，青菜叶40克，盐、鸡精、香油各适量。

做法　1.将猪肝洗净后切碎，青菜叶用开水烫一下后切碎。

2.将碎猪肝放入锅中加水煮开后，放入青菜末、盐、鸡精和香油烧开即可。

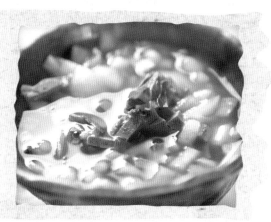

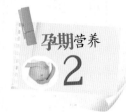

孕期营养 **2**

补充蛋白质

根据我国居民膳食蛋白质推荐摄入量，孕早期（1～3月）每日增加5克，孕中期（4～6月）每日增加15克，孕晚期（7～9月）每日增加20克。

孕前准备

每月变化

孕期检查

孕期营养

生活指导

保健

孕期胎教

孕产要点

补充蛋白质对准妈妈有什么作用

　　胎儿需要蛋白质构成自己的组织。其次，准妈妈本身也需要一定数量的蛋白质来供给子宫、胎盘及乳房发育的营养。由于分娩过程和产后可能损失一定量的血液，因此，准妈妈必须储存一定数量的蛋白质来应付此种需要，使产妇恢复较快，并防止贫血。

　　准妈妈体内有充足的蛋白质供应，能预防妊娠高血压综合征。丰富的蛋白质贮存，还有刺激乳腺分泌，增加乳汁量的作用。蛋白质供给不足时，可能影响胎儿中枢神经系统的发育。

孕产要点

准妈妈如何选择蛋白质粉

看来源和种类

　　目前市场上常见的蛋白质粉产品主要有来自牛奶的乳清蛋白粉和来自大豆的大豆蛋白粉。大豆蛋白一般比较便宜，它作为一种经济的蛋白质补充品被广泛地使用，而从营养价值和消化吸收率方面比较，乳清蛋白就大大优于其他类型的蛋白质粉了。

看蛋白质含量

　　蛋白质粉中蛋白质（蛋白质干基）的含量，尤其是未变性蛋白质的含量，决定了人体蛋白质的利用价值。

看外观和口味

　　越是优质的蛋白质粉其冲调的溶液越是透明。因为天然的纯净蛋白质是无色透明的，只是脂肪的本色才是白色不透光的。

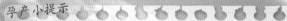

孕产小提示

◎口味香浓并非衡量蛋白质粉优劣的指标…

　　纯净的蛋白质粉应是无色无味的，好的口感往往是糖分和脂肪的味道，而非蛋白质粉本身的口0无味。

丝瓜蛋汤

材料　丝瓜250克，鹌鹑蛋10个，高汤适量，植物油、香油、盐、鸡精各少许。

做法　1.将丝瓜去皮和蒂，洗净切块；鹌鹑蛋磕到碗中，搅打均匀。

2.锅中油烧至七成热时，放入丝瓜块翻炒数下，加入高汤、盐和鸡精，用大火烧开，再淋入鹌鹑蛋液，最后淋入香油即可。

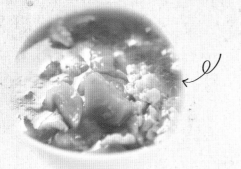

鸡肉红烧豆腐

材料　鸡肉35克，豆腐40克，植物油5克，酱油15毫升，葱段、蒜末、盐各适量。

做法　1.将鸡肉洗净、切块。

2.豆腐切成丁备用。

3.锅中热油，放入蒜末和葱段爆香，放入鸡肉和酱油拌炒均匀。

4.最后加入豆腐丁，闷3～5分钟，起锅前以盐调味即可。

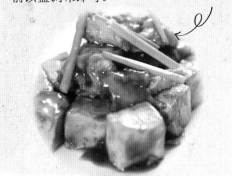

黄鱼羹

材料　黄鱼肉200克，嫩笋50克，鸡蛋1个，葱末、姜末、葱段各1小匙，植物油、香油、料酒、清汤、水淀粉各适量，盐、鸡精各少许。

做法　1.将黄鱼肉切成小片；嫩笋洗净切丁；鸡蛋打散。

2.锅中热油，爆香葱段和姜末，放入黄鱼片、料酒、清汤、嫩笋和盐，烧沸后撇去浮沫，再加入鸡精并用水淀粉勾芡，然后淋入蛋液，最后加入葱末和香油即可。

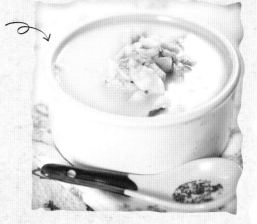

孕前准备

每月变化

孕期检查

孕期营养

生活指导

孕期保健

孕期胎教

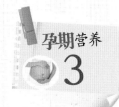

孕期营养 3

补充脂肪

脂肪是早期妊娠妇女体内不可缺少的营养物质。它促进脂溶性维生素E的吸收，起着安胎的作用。

孕前准备

每月变化

孕期检查

孕期营养

生活指导

孕期保健

孕期胎教

孕产要点

脂肪含量高的食物有哪些

1.坚果类：如花生、芝麻、开心果、核桃、松仁等。

2.动物油：如肥猪肉、猪油、黄油、酥油等。

3.植物油：花生油、菜籽油、豆油、葵花籽油、红花油、亚麻油、苏紫油、鱼油等。

孕产要点

脂肪含量低的食物有哪些

1.水果类：苹果、柠檬等。

2.蔬菜类：冬瓜、黄瓜、丝瓜、白萝卜、苦瓜、韭菜、绿豆芽、辣椒等。

3.肉类：鸡肉、鱼肉等。

4.菌藻类：紫菜、木耳等。

孕产要点

准妈妈如何摄取脂肪

妊娠期间肠道吸收脂肪的能力加强，使血脂增高。因此，准妈妈的"高脂血症"并非病理现象，而是一种生理适应性措施。当生产时需要过多地消耗能量时，脂肪就成为产妇利用的能源，促进产力。所以，准妈妈需要储备脂肪。但是，早孕反应的突出表现之一就是厌油腻。多数早孕女性不愿意吃含脂肪多的肉类，吃菜也应清淡，使妊娠早期摄取脂肪少，这样不利于准妈妈的身体健康及胚胎的发育。脂肪可以帮助固定内脏器官的位置，使子宫衡定在盆腔中央，给胚胎发育提供一个安宁的环境。

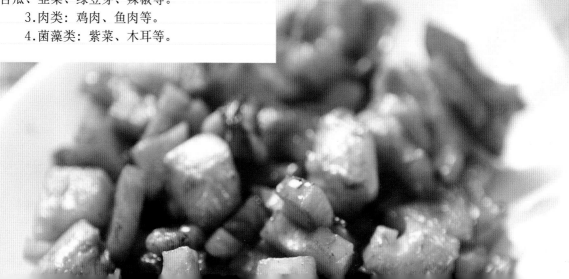

孕前准备

每月变化

孕期检查

孕期营养

生活指导

孕期保健

孕期胎教

产后食谱

鸡肉白菜鲜汤

材料　鸡肉500克，小白菜250克，牛奶80毫升，植物油、葱花、料酒、鸡汤、盐、水淀粉各适量。

做法　1.将小白菜洗净去根，切成10厘米长的段；鸡肉切成块，用沸水焯透，捞出用凉水过凉，沥干。

2.锅烧热，油中下葱花，烹料酒，加入鸡汤和盐，放入鸡肉块和小白菜段。

3.大火烧沸后，加入牛奶，用水淀粉勾芡，盛入盘内即可。

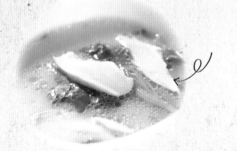

产后食谱

咖喱牛肉土豆丝

材料　牛肉400克，土豆150克，植物油、淀粉、酱油、料酒、盐、咖喱粉、葱丝、姜丝各适量。

做法　1.将牛肉自横断面切成丝，将淀粉、酱油、料酒调汁浸泡牛肉丝。土豆洗净去皮，切成丝。

2.锅中热油，先干炒葱丝、姜丝，再将牛肉丝下锅干炒后，将土豆丝放入，再加入酱油、盐及咖喱粉，用大火炒几下即成。

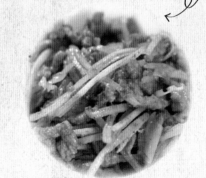

产后食谱

核桃芝麻糊

材料　核桃仁45克，黑芝麻40克，干桑叶30克，牛奶适量。

做法　1.将黑芝麻炒熟晾凉；干桑叶揉碎。

2.将核桃仁、黑芝麻、干桑叶混合，捣成泥糊状，混合着牛奶一起服用。

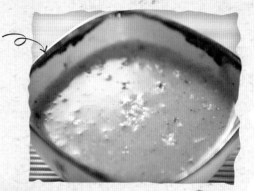

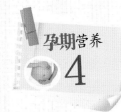

孕期营养 **4**

准妈妈补铁

健康专家指出，铁是人体生成红细胞的主要原料之一，孕期的缺铁性贫血，不但会导致准妈妈出现心慌气短、头晕、乏力，还可导致胎儿宫内缺氧，生长发育迟缓，出生后智力发育障碍，出生后6个月之内易患营养性缺铁性贫血等。

孕产要点

准妈妈缺铁的危害有哪些

铁缺乏是女性在怀孕期常见的营养缺乏问题之一，它与重度铁缺乏时造成的缺铁性贫血一起严重威胁着准妈妈和胎儿的健康。女性在怀孕期间比其他人群更可能出现缺铁性贫血，据医学调查：我国准妈妈缺铁性贫血的发病率比较高，有的地区可高达50%左右。

女性怀孕后，由于胎儿生长发育和准妈妈自身储备的需要，必须从膳食中得到足够的营养物质。如果准妈妈怀孕期间膳食中的营养供给不足，胎儿就会直接吸收母体内储存的营养，导致母体内营养缺乏，影响准妈妈的身体健康。一些研究显示，准妈妈缺铁与产后抑郁也有关联。

孕产要点

准妈妈为什么要补铁要补多少铁

准妈妈发生缺铁性贫血，不仅容易在分娩时发生各种并发症，且对胎儿的影响更大，例如导致胎儿宫内发育迟缓、低出生体重、早产、死产、新生儿死亡等。此外，还会影响到胎儿免疫系统的发育。准妈妈要为自己和胎儿在宫内及产后的造血做好充分的铁储备，因此，在孕期补充一定剂量的铁剂很有必要。

准妈妈在整个妊娠期约需1000毫克铁（比非妊娠女性增加15%～20%），其中胎儿需铁400～500毫克，胎盘需铁60～100毫克，子宫需铁40～50毫克，母体血红蛋白增多需铁400～500毫克，分娩失血需铁100～200毫克。

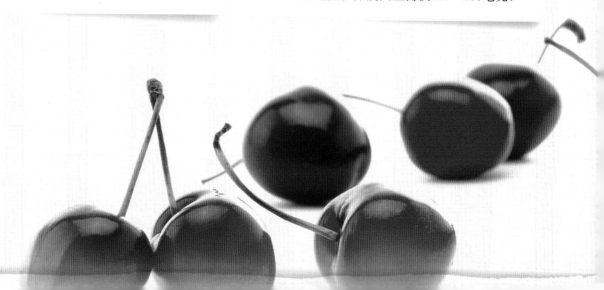

左侧边栏：孕前准备　每月变化　孕期检查　孕期营养　生活指导　孕期保健　孕期胎教

孕产要点

哪些食物含铁

食物中的铁有两种形式，血红素铁和非血红素铁。我们的身体能很好地吸收的是血红素铁，它主要存在于动物组织，例如牛肉、瘦肉、肝、肾、蛋黄、血类等；我们的身体不能很好地吸收的是非血红素铁，它主要存在于植物性食物中。

非血红素铁基本由铁盐组成，主要存在于谷类、豆类、水果、蔬菜、蛋类、奶及奶制品中，占膳食中铁含量的绝大部分，通常大于85%，但其吸收率仅为1%～2%。

准妈妈应该多吃一些含铁量较丰富的食物，如鸡蛋、瘦肉、肝、心等，其中鸡蛋为最好，可全部被利用。在主食中，面食含铁一般比大米多，吸收率也高于大米，因而有条件时应鼓励准妈妈多吃些面食，如面条、面包等。

准妈妈如何补铁	
多吃富铁食物	从孕前及刚开始怀孕时，就要开始注意多吃瘦肉、家禽、动物肝及血(鸭血、猪血)、蛋类等富铁食物
多吃有助于铁吸收的食物	水果和蔬菜不仅能够补铁，所含的维生素C还可以促进铁在肠道的吸收。因此，在吃富铁食物的同时，最好一同吃一些水果和蔬菜，也有很好的补铁作用
多吃富含叶酸的食物	注意进食富含叶酸食物，如肝脏、肾脏、绿叶蔬菜及鱼、蛋、谷、豆制品、坚果等

孕产要点

准妈妈不贫血还用补铁吗

有很多准妈妈都有这样的疑问，只要不贫血就不用吃补铁食物或者补充铁剂了吧？其实准妈妈的这种想法是错误的。铁元素在确保向胎儿正常供氧外，还能促进胎儿的正常发育和生长以及防止准妈妈早产。特别是孕中期的准妈妈，不管是否贫血，都要注意补铁。

孕产要点

准妈妈同时要补铁和叶酸吗

孕期女性，应该常规补充叶酸，一般来说是从孕前3个月到整个孕期，根据推荐量来补充。铁也是女性是容易缺乏的，但不是必须补的，要看个人体质。

可以去医院查一下最普通的血常规，看看是否为缺铁性贫血。一般来说，如果饮食丰富，每天吃一定量的红肉(推荐量为100～200克)，如牛肉、羊肉、猪肉，基本就可以满足需要了。

怀孕到中后期，准妈妈对营养的需求逐渐增加，可能需要补充些维生素和矿物质的合剂，可根据医生的建议补充。

总之对营养补充有两个原则：一是能从普通食物中补充的就不要用营养补充剂；二是要注意用量，过犹不及，缺乏和过量同样可能对人体产生副作用。

每月 变化

孕期 检查

孕期 营养

生活 指导

孕期 保健

孕期 胎教

孕前准备

每月变化

孕期检查

孕期营养

生活指导

孕期保健

孕期胎教

产后食谱

鸡丝菠菜粥

材料　白米、燕麦各70克，熟鸡胸丝80克，烫好的菠菜、盐、胡椒粉、香油各适量。

做法　1.白米和燕麦，加水，入锅煮至软糯。

2.加熟鸡胸丝、烫好的菠菜、盐、胡椒粉、香油，再次煮滚后关火即可。

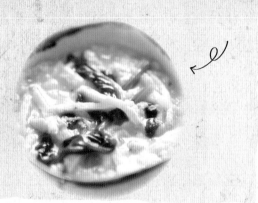

产后食谱

胡萝卜牛腩饭

材料　米饭100克，牛肉100克，胡萝卜50克，南瓜50克，高汤、盐各适量。

做法　1.胡萝卜洗净，切块；南瓜洗净，去皮，切块待用；将牛肉洗净，切块，焯水。

2.倒入高汤，加入牛肉，烧至牛肉八分熟时，下胡萝卜块和南瓜块，加盐调味，至南瓜和胡萝卜酥烂即可。

3.饭装盆打底，浇上炒好的牛肉即可。

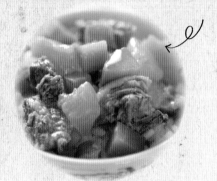

产后食谱

泡椒猪肝

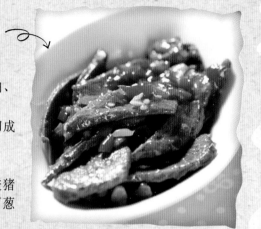

材料　猪肝250克，淀粉20克，葱、姜、蒜、泡椒、植物油、绍酒、盐、酱油、醋、白糖、汤各适量。

做法　1.将猪肝切成片，加盐、淀粉码匀；姜、蒜去皮，切成块；葱切成葱花；泡椒剁成碎末。

2.用淀粉、绍酒、酱油、醋、白糖、汤调成汁。

3.炒锅置大火上，加入植物油，烧至七成热时，放进猪肝炒散后倒入泡椒、姜、蒜。待猪肝炒伸展时，下葱花，烹入调好的汁，炒匀后起锅入盘。

炒芹菜豆腐干

材料 芹菜200克，豆腐干100克。盐3克，鸡精2克，花椒3克，姜汁10克，姜丝5克，白砂糖2克，淀粉5克，植物油30克。

做法 1.豆腐干切条，芹菜切段，入沸水锅中焯一下捞出。花椒泡热水制成花椒水。

2.锅内加植物油烧热，放入姜丝炝锅，加入豆腐干炒透。

3.再下入芹菜段、盐、花椒水、姜汁、白砂糖，大火炒至嫩熟。加鸡精和淀粉勾薄芡，淋明油，出锅装盘。

　　豆腐干含有多种矿物质，可补充钙质，促进胎儿骨骼发育。

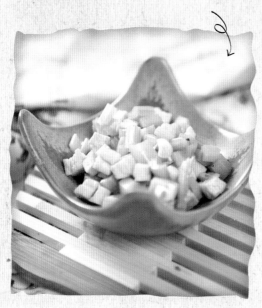

青椒炒猪肝

材料 猪肝100克，青椒1个。葱末、盐、酱油、白糖、水淀粉、植物油各少许，清水适量。

做法 1.将猪肝洗净切小片，加盐、水淀粉、适量清水拌匀上浆。青椒也切成小片。

2.锅置火上，放植物油烧热，加入猪肝翻炒，变色时捞出。

3.余油用葱末爆香，青椒下锅翻炒至熟，放酱油、白糖、适量清水烧开，加少量水淀粉勾芡，倒入猪肝炒匀即可。

　　猪肝含有丰富的铁，是补血不可缺少的原料。猪肝中还富含蛋白质、卵磷脂和微量元素，有利于胎儿的大脑发育。

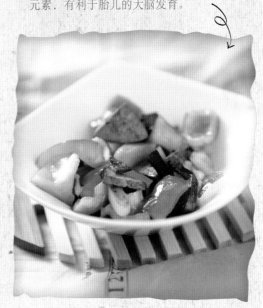

孕前 准备

每月 变化

孕期 检查

孕期 营养

生活 指导

孕期 保健

孕期 胎教

孕期营养 5

准妈妈补钙

大家都知道准妈妈发生小腿抽筋是缺钙的表现，那么每个准妈妈都要补钙吗？补钙最迟不要超过孕20周，因为这个阶段是胎儿骨骼形成，发育最旺盛的时期。

孕产要点

每个准妈妈都要补钙吗

每个准妈妈都需要补钙。女性在怀孕期间会流失大量的钙，因为胎儿骨骼形成所需的钙完全来源于母体，因此准妈妈消耗的钙量要远远大于普通人。在孕期需要增加钙的储存量30克，光靠饮食中的钙是不够的。因此就要求准妈妈在孕期多补充钙剂。

孕产要点

缺钙对准妈妈的危害

如果孕期钙量不足发生轻度缺钙时，可调动母体骨骼中的钙盐，以保持血钙的正常浓度。如果母体缺钙严重，可造成肌肉痉挛，引起小腿抽筋以及手足抽搐或手足麻木，还可导致准妈妈骨质疏松，引起骨软化症。另外，缺钙还与妊娠期高血压有关。

孕产小提示

◎准妈妈什么时候开始补钙…

准妈妈补钙若能从准备怀孕的时候开始是最好的。这时人体所需的钙大概在每天800毫克左右，除了从食物中摄取外，需要每天额外补充200～300毫克的钙剂。我国营养学家建议自孕16周起每日摄入钙1000毫克，于孕晚期增至1500毫克。

孕产要点

孕早期补钙补多少

孕早期胚胎生长速度非常缓慢，准妈妈在孕早期的钙推荐摄入量和孕前一样，孕早期钙的适宜摄入量是每天800毫克。

中国人的饮食结构是以五谷杂粮为主，多吃蔬菜水果，豆腐，辅之肉蛋，讲究食补、食疗，营养比较全面，但饮食结构中钙、铁、蛋白质略显不足，所以需要加奶补充钙和蛋白质，适当加些瘦肉，并多用铁锅少用不粘锅炒菜。

孕产要点

孕中期补钙补多少

准妈妈应该从怀孕20周前（即孕中期）开始考虑补钙的问题，因为胎儿这个时候进入了快速增长期，脊柱、四肢、头颅骨及牙齿的正常钙化（或骨化），都需要钙的支持。

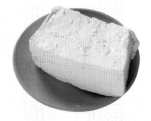

孕前准备

每月变化

孕期检查

孕期营养

生活指导

孕期保健

孕期胎教

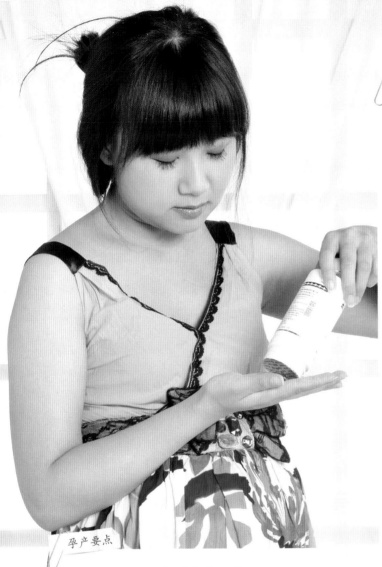

孕产要点

孕晚期补钙补多少

从怀孕7个月，进入孕晚期后，胎儿骨骼的钙化速度就骤然加快，这时候胎儿需要大量钙质，你需要每日摄入1200毫克钙。胎儿每1千克体重每月需要100～150毫克钙，才能保证骨骼的正常钙化。在整个胎儿发育过程中，胎儿体内的钙储备中有80%是在孕晚期积累的，以怀孕38～39周时最高。

孕产要点

哪些方法可以**促进补钙吸收**

🌳 不要空腹吃钙片

随餐服用、饭后、两餐之间或睡前均可服用，因为充分的食糜可干扰草酸，促进钙的吸收。另外，夜间血钙浓度低，所以，睡前服钙也有利于钙的吸收。

🌳 补充维生素D

含维生素D的食物包括大马哈鱼、鲭鱼、沙丁鱼等油性鱼，能强化维生素D的食物包括黄油和某些早餐麦片。红肉和蛋黄中也含有少量维生素D。

除食物外，准妈妈可以购买维生素D补充剂，如果你买不到合适剂量的维生素D补充剂，也可以选择其他剂量合适的含有维生素D和钙的补充剂。但一定要向医生咨询。

🌳 吃完钙片不要马上喝茶

茶中的单宁会影响钙的吸收，不利于准妈妈补钙效果。

🌳 钙片不要与多维片一起吃

多维片中一般含有其他无机盐，并且钙和铁、锌、镁和磷等都存在相互作用关系，比如钙可以抑制铁、锌等的吸收，因此，钙补充剂最好不要和其他多维片同时服用。

🌳 钙片不要与草酸植酸类食物一起吃

菠菜、油菜以及谷物的麸皮等食物中含有大量草酸或植酸，这些也会影响到食物中钙的吸收。

孕前 准备

每月 变化

孕期 检查

孕期 营养

生活 指导

孕期 保健

孕期 胎教

产后食谱

意大利奶酪沙拉

材料 奶酪100克、番茄200克、青柠檬汁、苹果醋、九层塔（罗勒）、植物油、黑胡椒、盐各适量。

做法 1.将奶酪切成片。番茄洗净切成片。

2.九层塔切碎，加入适量植物油、盐、黑胡椒、青柠檬汁、苹果醋调匀成汁。

3.将奶酪、番茄、九层塔按照交错的方式摆盘，浇上调好的调味料即可。

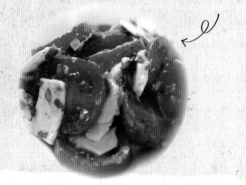

产后食谱

牛奶炖鸡

材料 嫩雌鸡1只，鲜奶500克，姜片、盐各适量。

做法 1.将鸡洗净切块。

2.把鸡肉放入滚水氽烫，待鸡肉变色后，即可捞出；将氽烫好的鸡肉浸泡在冷水后取出，去除鸡皮及鸡油。

3.将处理好的鸡放入砂锅中，加入适量的清水、姜片及鲜奶煮滚后，转小火炖3小时，加盐调味后即可食用。

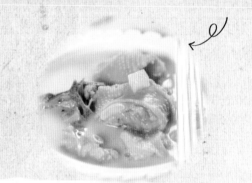

产后食谱

虾皮烧菜花

材料 虾皮15克，菜花200克，植物油、葱姜末、盐、豆芽汤、水淀粉、香油各适量。

做法 1.把菜花掰成小块，放进沸水里焯透捞出，在凉水里浸凉后控干水分，同时把虾皮洗净。

2.锅里放植物油烧热后把虾皮稍炸，然后放入葱姜末、盐等，把菜花放入，加入适量豆芽汤用小火煨透。

3.用水淀粉勾芡，淋香油出锅即成。

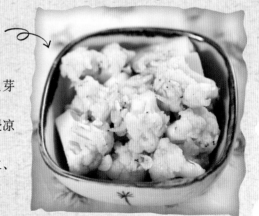

牛奶菜花

材料　菜花400克，牛奶、鲜汤各50克，盐、鸡精、葱花、水淀粉、植物油各适量。

做法　1.将菜花清洗干净，掰成小朵，放入沸水锅中焯一下，捞出沥干水分备用。

2.炒锅上火烧热，放入植物油，放入葱花炒出香味。

3.加入鲜汤烧开后，放入菜花烧几分钟，加盐、鸡精、牛奶、转小火烧片刻，用水淀粉勾芡，淋在菜花上，搅拌均匀即可出锅上盘。

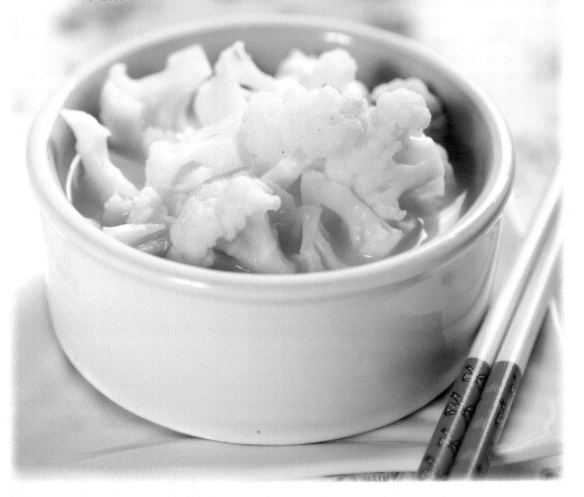

孕前准备

每月变化

孕期检查

孕期营养

生活指导

孕期保健

孕期胎教

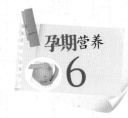

孕期营养 6

准妈妈补充DHA（二十二碳六烯酸）

DHA有助于胎儿的大脑锥体细胞和视网膜视杆细胞生长发育，打下良好的视力基础，因此建议准妈妈从妊娠4个月起适当补充DHA。

孕产要点

准妈妈如何补充DHA

一般来说DHA营养品在怀孕中晚期（怀孕20周后）至胎儿出生后6个月内服用效果最佳，因为在这个阶段是胎儿大脑中枢神经元分裂和成熟最快的时期，也是对DHA需要量最大的时期。在宝宝出生后，准妈妈可继续服用DHA，通过乳汁喂给宝宝。

如果不喜欢吃海鱼，那么可以考虑从DHA营养品中补充。因为EPA（二十二碳五烯酸）作为鱼油中的另一种不饱和脂肪酸，对胎儿生长发育有不利影响，准妈妈可选用含DHA高而EPA含量低的鱼油产品。

孕产要点

DHA的食物来源

1.配方奶粉。指添加DHA的配方奶粉，但添加DHA的含量是极少的。

2.鱼类。DHA含量高的鱼类有鲔鱼、鲣鱼、鲑鱼、鲭鱼、沙丁鱼、竹荚鱼、旗鱼、金枪鱼、黄花鱼、秋刀鱼、鳝鱼、带鱼、花鲫鱼等，每100克鱼中的DHA含量可达1000毫克以上。就某一种鱼而言，DHA含量高的部分又首推眼窝脂肪，其次则是鱼油。

3.十果类。如核桃、杏仁、花生、芝麻等。其中所含的 α-亚麻酸可在人体内转化成DHA。

4.藻类。

5.DHA制品。

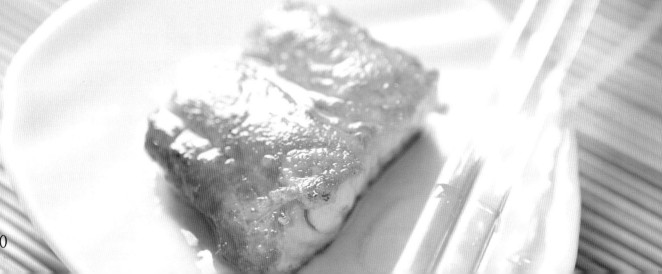

清蒸鲈鱼

材料 鲈鱼1尾，猪肉丝50克，水发冬菇丝20克，猪油40克，姜丝15克，葱2根，鸡精、盐、麻油、酱油、胡椒粉各少许。

做法 1.将鲈鱼宰好，除内脏，洗净。用盐、麻油、鸡精拌匀，浇入鲈鱼肚内。把葱放在碟底，葱上放鲈鱼。

2.再用猪肉丝、冬菇丝、姜丝和（少许）盐、酱油、胡椒粉搅匀，涂在鱼身上，隔水大火蒸10分钟，熟后取出原汁的一半，加生葱丝及胡椒粉放于鱼上，再烧滚猪油淋上，略加酱油即可。

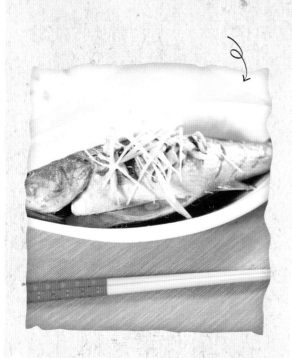

炒鳝鱼

材料 鳝鱼750克，洋葱50克，猪油40克，酱油50克，大蒜5克，料酒、淀粉各25克，干红椒、姜、香油、胡椒粉各5克，鲜汤适量。

做法 1.将鳝鱼片成2.4厘米的长片；洋葱去老皮、洗净，切成片。干红椒切成小片，姜、大蒜洗净，均切成末。

2.炒锅上火烧热，用油稍烫一下，再放入猪油烧热，将鳝鱼片入锅爆炒；当鳝鱼爆炒起卷时，放入酱油、姜、洋葱、干红椒、料酒，加盖闷；闷片刻后，放入鲜汤再闷。

3.闷片刻用淀粉勾芡，撒上蒜末，淋入香油装盘，撒上胡椒粉即成。

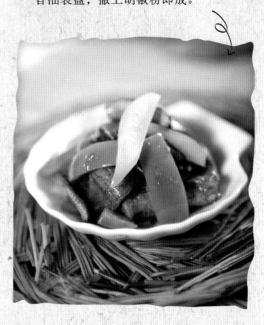

孕前准备

每月变化

孕期检查

孕期营养

生活指导

孕期保健

孕期胎教

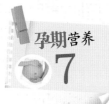

孕期营养 **7**

准妈妈补充膳食纤维

膳食纤维也被称为第七类营养素，适量地补充膳食纤维有促进胃肠道消化，预防便秘的作用。但膳食纤维并不是摄入越多越好，如果摄入过量容易引起肚子胀气、大便次数增多等不适。

孕产要点

准妈妈怎么摄取膳食纤维

膳食纤维有两种：一是水溶性，一是非水溶性。我们平时吃的蔬菜叶子中含有的多为非水溶性膳食纤维，它的主要功效是把有害、有毒和致癌的物质带出体外。水溶性膳食纤维常见于水果、海藻等食物，它有助于减缓消化速度和排泄胆固醇，可让血液中的血糖和胆固醇控制在理想水准，还可以帮助糖尿病患者减少胰岛素用量，降低三酰甘油。

在孕期适当摄取膳食纤维将有助于缓解便秘，预防妊娠糖尿病和体重增长过快。所以在孕期适当摄入膳食纤维是不错的选择。

孕产要点

哪些食物含有膳食纤维

人们的主食一般包括谷类、肉类、蔬菜类、豆类及瓜果类等，其中含膳食纤维的主食主要有谷类，如大米、小麦、燕麦、玉米等。后两者纤维含量更高些；动物类食物含有肌纤维，其中纤维含量较高的是牛肉；蔬菜中纤维量较高；豆类也含有很高的纤维。如黄豆、蚕豆、花生等；瓜果类中纤维含量也较高。

孕产要点

膳食纤维的作用

刺激排便

膳食纤维摄入不足，大便数量减少，肠内水分吸收，致癌物质的浓度相对增高，使粪便在肠道内停留的时间延长，细菌产生的致癌物质也增多，与肠黏膜接触的时间更长。如果增加膳食纤维的摄入能刺激排便，使大便通畅后情况恰好相反。

防治糖尿病

按照一般的习惯，糖尿病病人应少吃碳水化合物而多吃一些蛋白质和脂肪。但这些会给患者经济上和生活上都带来一定的负担。多吃膳食纤维以后碳水化合物吸收减慢，对胰岛细胞的刺激也减少，因此有利于糖尿病的防治。

降低血清胆固醇的浓度

膳食纤维可与肠道中的胆酸结合，阻止其重新吸收，因此多吃膳食纤维可使大便胆酸增多而血清胆固醇减少。对防治动脉硬化和胆石症有一定的作用。

产后食谱

虾皮烩萝卜

材料 白萝卜300克，虾皮50克，水发粉丝100克，植物油、鸡汤、盐、香菜末各适量。

做法 1.将白萝卜洗净，切成丝；水发粉丝切成段。

2.锅中热油，放入虾皮煎炒至虾皮油亮，发出香味时放入白萝卜丝翻炒，再加入鸡汤和粉丝，汤汁烧开后加盐，撒上香菜末即可出锅。

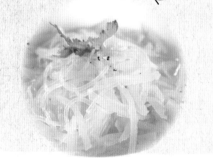

产后食谱

三丝炒豆芽

材料 青、红、黄柿子椒各90克，绿豆芽250克，白糖、盐、香油、植物油、葱姜末各适量。

做法 1.将各色柿子椒分别洗净、切细丝；绿豆芽洗净。水烧沸，下绿豆芽稍汆，捞出控水。

2.油锅烧热，煸炒葱姜末出味，下柿子椒丝炒匀，放入绿豆芽，加白糖、盐翻炒至熟，淋香油即成。

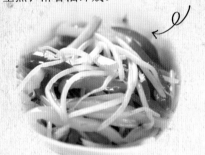

产后食谱

香菇烧茭白

材料 香菇50克，茭白200克，柿子椒50克，料酒、白糖、盐、植物油、葱姜丝、水淀粉各适量。

做法 1.将香菇、茭白、柿子椒择洗干净，均切片。

2.油锅烧至五成热，先下茭白片、柿子椒片滑炒后盛出。

3.再起油锅烧热，下葱丝姜炒香，先放入香菇片略炒，再倒入滑炒后的茭白片、柿子椒片炒匀，放入料酒、白糖、盐烧开，用水淀粉勾芡即成。

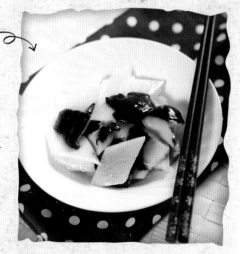

孕前准备

每月变化

孕期检查

孕期营养

生活指导

孕期保健

孕期胎教

孕期营养
8

孕1月 吃什么怎么吃

1月是胎儿神经发育的关键时期，准妈妈要重点补充叶酸，多吃绿叶蔬菜、水果、多吃富含蛋白质、维生素和矿物质的食物，适当吃点香蕉、鱼、坚果等。

孕前准备

每月变化

孕期检查

孕期营养

生活指导

孕期保健

孕期胎教

孕产要点

本月需要**重点补充的营养**

🌿 每天摄入60～80克优质蛋白质

怀孕一个月对于准妈妈来说，蛋白质的供给不仅要充足还要优质，每天在饮食中应摄取蛋白质60～80克，其中应包含来自多种食物，如鱼、肉、蛋、奶、豆制品等的优质蛋白质40～60克，以保证受精卵的正常发育。

🌿 每天摄入150克碳水化合物和适量脂肪

受孕前后，如果碳水化合物供给不足，准妈妈会一直处于饥饿状态，可能会导致胚胎大脑发育异常，影响胎儿的智商。因此，怀孕一个月应保证每天摄入150克以上的碳水化合物。母体和胎儿需要的必需脂肪酸来自食物中的脂肪，特别在植物油中含量较高。

🌿 补充叶酸等维生素

维生素对保证早期胚胎器官的形成发育有重要作用。叶酸是与胎儿脑发育有关的重要维生素，补充一定量的叶酸可以防止胎儿神经管畸形、唇腭裂等。

🌿 科学饮水

怀孕后体内的液体将大量增加，因此准妈妈要保证每天喝足够的水，每天要喝2000毫升（大约8杯）的水。

孕产要点

不宜多吃**的食物**

🌲 甲鱼

虽然它具有滋阴益肾的功效，但是甲鱼性味咸寒，有着较强的通血络、散淤块作用，因而有一定堕胎之弊。

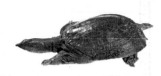

🌲 螃蟹

它味道鲜美，但其性寒凉，有活血祛淤之功效，因此吃螃蟹对准妈妈不利。

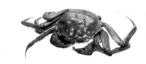

🌲 薏米

是一种药食同源之物，中医认为其质滑利。药理实验证明，薏米对子宫平滑肌有兴奋作用，可促使子宫收缩可能。

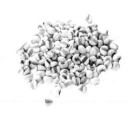

🌲 腌制食品

腌制食品虽然美味，但里面含有亚硝酸盐、苯并芘等成分，对身体很不利。

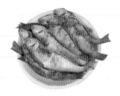

孕前准备

每月变化

孕期检查

孕期营养

生活指导

孕期保健

孕期胎教

哪些食物可以**提高受孕概率**

▦ 富含锌的食物

各种植物性食物中含锌量比较高的有豆类、花生、小米、萝卜、大白菜等；各种动物性食物中，以牡蛎含锌最为丰富，此外，牛肉、鸡肝、蛋类、羊排、猪肉等含锌也较多。

▦ 动物内脏

这类食品中含有较多量的胆固醇，其中，10%左右是肾上腺皮质激素和性激素，适当食用这类食物，对增强性功能有一定作用。

▦ 富含蛋白质、维生素的食品

如瘦肉、鸡蛋、新鲜蔬菜、水果等。

▦ 富含精氨酸的食物

据研究证实，精氨酸是精子形成的必需成分，并且能够增强精子活力，对男子生殖系统正常功能维持有重要作用。可多吃诸如鳝鱼、海参、墨鱼、章鱼、芝麻、花生仁、核桃等。

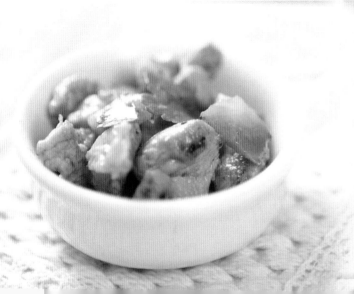

吃一些能提高黄体酮**的食物**

黄体酮低吃以下食物有助于调理：

适当吃一些含果胶、膳食纤维丰富的桃子、柚子、山楂、草莓、猕猴桃、鸭梨等，不会导致血糖大幅度波动。因为水果还有下列优点：

1.色鲜味香能促进食欲。

2.含丰富的维生素C，能帮助消化，预防动脉硬化，延缓衰老。

3.含糖量较主食低，容积大，易产生饱腹感。

4.所含的果胶、膳食纤维能延缓葡萄糖吸收。

孕期为什么**更适宜吃粗粮**

土豆、玉米、红薯等粗粮能充分提供人机体所需要的蛋白质、脂肪、碳水化合物、矿物质、维生素等营养成分，促进人体的正常生长发育和生理活动，满足人体组织修复，进行新陈代谢，增强免疫功能，避免营养不良、贫血、热能不足所引起的组织、器官功能损害。

因此，在菜肴讲究色香味美的同时，更要注重营养，科学进食，合理搭配膳食，从营养自身出发。如果我们在以米、面为主食的同时，加食豆类、玉米、土豆、红薯、植物油、猪肉、牛肉、羊肉、禽蛋、鱼、牛奶、蔬菜、瓜果，就能提供人体所需的蛋白质、脂肪、碳水化合物、矿物质、维生素。

孕前准备

每月变化

孕期检查

孕期营养

生活指导

孕期保健

孕期胎教

产后食谱

奶香燕麦米粥

材料　燕麦片25克，鲜牛奶1杯，大米100克。

做法　1.将大米淘洗干净，用清水泡3小时。

2.将泡好的大米放入粥锅中，加入燕麦片和牛奶，大火烧沸，撇净浮沫

3.然后加盖小火闷30分钟，熄火后再闷15分钟，即可食用。

　　燕麦中含有钙、磷、铁、锌等矿物质，有预防骨质疏松、防止贫血的功效，是补钙佳品。

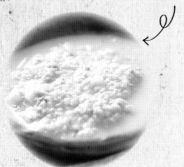

产后食谱

炒芹菜豆腐干

材料　芹菜200克，豆腐干100克，盐3克，鸡精2克，花椒3克，姜汁10克，姜丝5克，白砂糖2克，淀粉5克，植物油30克。

做法　1.豆腐干切条，芹菜切段，入沸水锅中焯一下捞出。花椒泡热水制成花椒水。

2.锅内加植物油烧热，放入姜丝炝锅，入豆腐干炒透。

3.再下入芹菜段、盐、花椒水、姜汁、白砂糖，大火炒至嫩熟。加鸡精，淀粉勾薄芡，淋明油，出锅装盘。

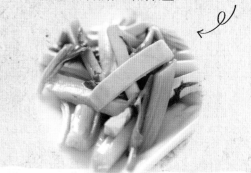

产后食谱

鸡肉红烧豆腐

材料　鸡肉35克，豆腐40克，植物油5克，酱油15毫升，葱段、蒜末、盐各适量。

做法　1.将鸡肉洗净、切块。

2.豆腐切成丁备用。

3.锅加油烧热，放入蒜末和葱段爆香，放入鸡肉和酱油拌炒均匀。

4.加入豆腐丁，闷3～5分钟，起锅前以盐调味即可。

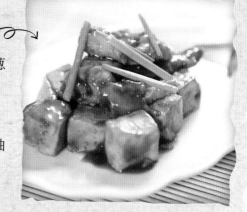

产后食谱

甜椒鱼丝

材料　青鱼100克，姜汁、植物油各1小匙，甜椒适量。

做法　1.青鱼洗净切丝，甜椒切丝，用姜汁等调料匀，拌腌约5分钟。

2.锅里蘸点植物油，把加工好的鱼丝和甜椒放锅里翻炒。

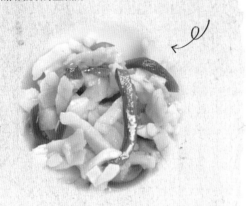

产后食谱

柠檬鱼片

材料　柠檬1个，柠檬汁少许，净鱼肉150克，姜片6片，盐1小匙，料酒2茶匙。

做法　1.净鱼肉切片，并用盐均匀涂抹，加入料酒及姜片腌约12分钟，柠檬切片备用。

2.入烤箱中烤（约10分钟）至熟透，取出，摆上柠檬片，淋上柠檬汁即可。

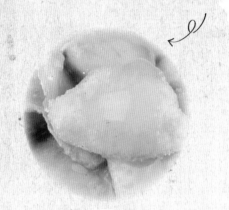

产后食谱

三鲜炒饼

材料　大饼150克，水发海参、净笋片、鸡肉各50克，菜心120克，酱油、料酒、盐、鸡精、白糖、清汤各适量，植物油少许。

做法　1.海参、鸡肉、笋片分别切成丁，大饼切成条，菜心洗净焯熟，铺在盘底。

2.把锅放在火上，在锅内倒入植物油烧热，将饼条炸至金黄色，捞起装入盘中，再把加好调料炒好的海参丁、鸡肉、笋片等倒在饼条上即可。

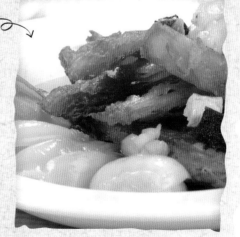

孕前　准备

每月　变化

孕期　检查

孕期　营养

生活　指导

孕期　保健

孕期　胎教

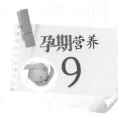

孕期营养 9

孕2月 吃什么怎么吃

多吃富含蛋白质、维生素和矿物质的食物，适当吃点香蕉、鱼、动物内脏、坚果类食物等。

孕产要点

本月需要重点补充的营养

☘ 蛋白质

每天的供给量以80克左右为宜。怀孕两个月内，对于蛋白质的摄入，不必刻意追求一定的数量，但要注意保证质量。今天想吃就多吃一点，明天不想吃就少吃一点，顺其自然就好。

☘ 碳水化合物和脂肪

怀孕两个月，如果实在不愿意吃脂肪类食物，就不必勉强自己，人体可以动用自身储备的脂肪。此外，豆类食品、蛋类、奶类也可以少量补充脂肪。但是，含淀粉丰富的食品不妨多吃一些，以提供必需的能量。

☘ 维生素

维生素是人体必需的营养物质，也是胎儿生长发育必需的物质，特别是叶酸、B族维生素、维生素C及维生素A是此时期必须补充的。

☘ 水和无机盐

怀孕两个月补充水和无机盐非常重要，特别是早孕反应严重的人，因为剧烈的呕吐容易引起人体的水盐代谢失衡。

☘ 微量元素锌

孕早期缺锌，会使胎儿的大脑发育和体重增长变慢，还会增加准妈妈分娩时的危险性。因此，准妈妈应适当吃一些富含锌元素的食物，如动物内脏、花生、香蕉等。孕期锌的推荐量为每日20毫克。

孕产要点

不宜多吃的食物

☘ 酸性食物

妊娠早期的胎儿耐酸度低，若母体摄入过多的酸性食物，就会影响胚胎细胞的正常分裂增殖，容易诱发遗传物质突变，导致胎儿畸形。如果准妈妈确实喜欢吃酸性食物，可选择无害的天然酸性食物，如番茄、樱桃、橘子、葡萄及草莓等。

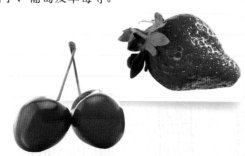

可乐

可乐是碳酸类饮料，准妈妈常饮可乐容易造成骨质疏松，此外，可乐中含有的咖啡因，很容易通过胎盘的吸收进入胎儿体内，给胎儿的大脑、心脏等器官造成伤害。可乐还含有大量的蔗糖，若准妈妈吸收过多的蔗糖还会导致妊娠糖尿病。

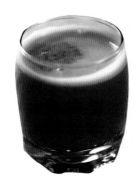

浓茶

有的准妈妈在平日里喜欢喝茶，但在怀孕后，一定要注意不能多喝茶。因为茶叶中含有大量的鞣酸，它可以和食物中的铁元素结合成一种不能被机体吸收的复合物。准妈妈若过多地喝茶，就有可能会导致贫血。

饮酒

对于胎儿，酒精会使其发育缓慢、智力低下、性格异常，并且造成某些器官的畸形。饮酒较多的准妈妈，新生儿有1/3以上的可能性会存在不同程度的缺陷，如脸蛋扁平、鼻沟模糊、指趾短小，甚至发生内脏畸形和先天性心脏病。在妊娠的前3个月，酒精对胎儿的影响会更大。因此，准妈妈不应饮酒。

孕产要点

可以减缓孕吐的食物有哪些

生姜

姜在中医药理中具有和胃、止呕的功效。将老姜切成薄片，含在嘴里效果不错。

苹果

酸酸甜甜的苹果，以中医的观点来看，具有酸甘化阴的功效，可以养胃生津。将一个苹果磨成泥，加入一小匙姜汁，既美味又可减轻恶心反胃。

苏打饼

孕吐在饥饿时特别厉害，因此在两餐之间，可以吃点碱性的苏打饼，稍微中和胃酸，也可以减轻肠胃不适。

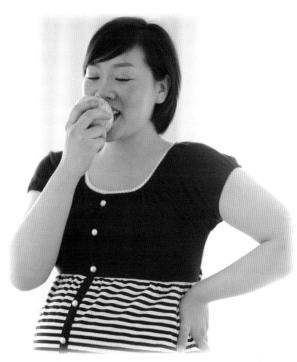

孕前 准备

每月 变化

孕期 检查

孕期 营养

生活 指导

孕期 保健

孕期 胎教

产后食谱

百合煮香芋

材料 芋头400克，百合75克，盐、鸡精各1/2小匙，白糖、椰浆各2小匙。

做法 1.将芋头去皮，切成小三角块，用热油炸熟捞出备用。

2.坐锅点火放油，油热后倒入百合爆炒，再加入清汤、芋头煮10分钟。

3.最后放入盐、鸡精、白糖、椰浆，煮1分钟即可食用。

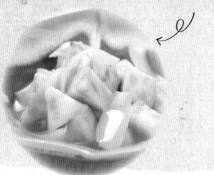

产后食谱

桃仁炖乌鸡

材料 乌鸡半只，核桃仁75克，枸杞、葱姜、花椒、盐、绍酒适量。

做法 1.乌鸡洗净，切块，氽水，去浮沫。

2.加入核桃仁、枸杞、花椒、绍酒、盐、葱姜等一起煮。

3.开后转小火炖至肉烂即可。

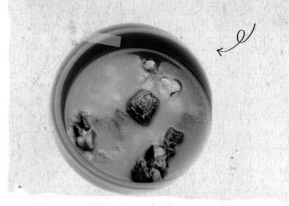

产后食谱

清蒸鲑鱼

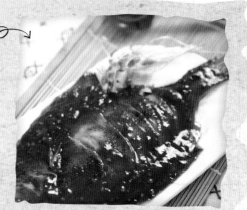

材料 鲑鱼800克，枸杞20克，黄酒2小匙，盐5克，姜丝、葱丝、蒜片各适量。

做法 1.用刀在鱼的背部划3道，用姜丝、葱丝、黄酒、蒜片、盐、枸杞，涂抹均匀。

2.蒸锅水烧开后，连盘放入，大火蒸20分钟。

3.关火后闷5分钟再开盖即可。鱼肉汁鲜嫩，口味清淡，很鲜美。

胡萝卜牛腩饭

材料　胡萝卜、南瓜各60克，米饭110克，牛腩100克，盐、高汤适量。

做法　1.将牛腩洗净，切块，焯水；胡萝卜洗净，切块，南瓜洗净，去皮，切块备用。

2.倒入高汤，加入牛腩，烧至八分熟时，下胡萝卜块和南瓜块，调味，至南瓜和胡萝卜酥烂，浇在米饭上浇上即可。

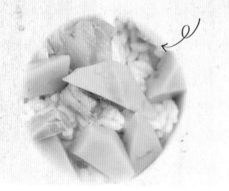

产后食谱

海鲜浓汤

材料　洋葱末30克，鱼片2片，淡菜2个，胡萝卜丁2大匙，蘑菇3～4个，青豆仁2大匙，无糖豆浆、牛奶各200毫升，奶油1小匙，盐适量。

做法　1.先将奶油烧热，爆香洋葱，放入淡菜、鱼片稍微翻炒。

2.再加入胡萝卜丁、蘑菇、青豆仁、无糖豆浆、牛奶煮熟，再加入盐调味即可。

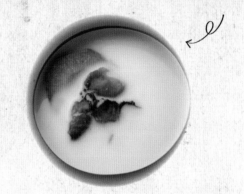

产后食谱

香蕉薄饼

材料　香蕉1根。面粉300克，鸡蛋1个，白醋10克，白糖5克，盐4克，鸡精1克，葱花、植物油各适量。

做法　1.把鸡蛋打匀，香蕉捣成泥，蛋浆与香蕉泥加水、面粉调成面糊。

2.再放些葱花、盐、鸡精搅匀。

3.铁锅烧热，放入植物油，将面糊倒入锅内（一般放3匙），摊薄，两面煎至金黄色即可。

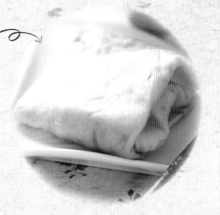

孕前准备

每月变化

孕期检查

孕期营养

生活指导

孕期保健

孕期胎教

孕前准备

每月变化

孕期检查

孕期营养

生活指导

孕期保健

孕期胎教

孕期营养 **10**

孕3月**吃什么怎么吃**

由于胎儿迅速成长和发育，营养的需求量也日渐增多，尤其蛋白质、碳水化合物和维生素较多的食物供给，如鱼肉、豆类、蛋等食物。孕吐严重的准妈妈，如果食欲不佳应该，尽量选择自己想吃的食物。

孕产要点

本月需要**重点补充的营养**

● 多方面摄入蛋白质

要尽量保证准妈妈的蛋白质摄入量，可以多方面摄入，植物蛋白和动物蛋白都可以。准妈妈都可以尝试一下，牛蹄筋、海参、贝类等海产品含蛋白质丰富，做出来清淡可口，也很适宜现在的准妈妈食用。

● 碳水化合物和脂肪摄入与上月相同

与上个月的基本相同，脂肪可以动用人体的储备，但应保证碳水化合物的摄入量。可以将各种米、面、杂豆、薯类等五谷杂粮混合烹调，也可将谷类与蔬菜、水果混合制作，既有营养又能增加食欲，制作也非常方便。

● 注意叶酸、钙、铁、维生素E的摄入

这个月要注意叶酸、钙、铁、维生素E的摄入。含叶酸的食物包括鸡蛋、深绿色蔬菜，如青菜、卷心菜等，水果中柑橘和香蕉也有较多叶酸；动物肝脏、牛肉含有的铁较多。维生素E具有保胎、安胎、预防流产的作用，还有助于胎儿的肺部发育。植物油、坚果和葵花籽都含有维生素E。

孕产要点

准妈妈在外就餐时**要注意**

现代生活中，准妈妈总免不了要在外就餐。那么，怎样才能吃得健康又放心呢？

● 把握"三低一高"原则

即食物要"低盐、低油、低糖、高纤维"。在餐馆里点餐，应选择口味较清爽的菜品，或告诉厨师给自己点的菜少放盐、油，不放味精。

● 注意安全卫生

应选择干净整洁的餐馆就餐。用餐时，应注意食物的保鲜状况。

● 选对食材

可用糙米饭、五谷饭来代替白米饭。对于烟熏类食物最好不要食用。在喝饮品时，应避免选择含咖啡因或含酒精的饮料，可选择牛奶、豆浆、矿泉水、纯果汁等。

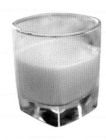

❀ 有条件的可自带营养餐

身在职场、离家又较远的准妈妈，中午可选择自己带饭，这样既合胃口又干净卫生。

1. 挑选能提供给准妈妈所需营养的食物。通常来说，一道主菜、两道附菜的营养就可以满足需要。

2. 白菜、生菜、油菜、芹菜叶、空心菜等叶菜类蔬菜不适合携带，因为这类食物煮熟后如果搁置久了，或经过二次加热后，菜叶中的盐分能产生亚硝酸盐，长期食用有害健康。素菜方面，如西葫芦、南瓜、黄瓜、冬瓜、莲藕、胡萝卜、茄子、番茄、土豆、山药等都是带饭的好选择。

3. 最好当天早上现做。这样才更有利于营养。

4. 在带饭时，可选择菜、饭分开装，而不要把所有的菜都放在米饭上。

孕产要点

不宜吃的食物

❀ 太咸的食物

从现在开始，你需要减少盐量的摄入，因为盐中含有大量的钠。在孕期，如果体内的钠含量过高，血液中的钠和水会由于渗透压的改变，渗入到组织间隙中形成水肿。正常的情况下你每日的摄盐量以5～6克为宜。

❀ 长时间熬制的骨头汤

动物骨骼中所含的钙质，不论多高的温度也不能溶化，过久烹煮反而会破坏骨头中的蛋白质。骨头上的肉熬久后，肉中的脂肪会析出，增加汤的脂肪含量。

❀ 辛辣有刺激性的食物

有的准妈妈喜欢吃非常辛辣的食物，觉得这样可以开胃，其实这样不好。辛辣刺激性食物经消化吸收后，可从胎盘进入胎儿的血液循环中，妨碍胎儿的生长发育，或直接损害某些器官，如肺、支气管等，从而导致胎儿畸形或者患病。

❀ 方便面、饼干

有的准妈妈因为工作比较繁忙，为了方便经常吃方便面、饼干等方便食品。这样其实对准妈妈和胎儿都极为不利。方便食品含有一些食品添加剂，营养也不全面，如果在孕早期长期缺乏脂肪酸会严重影响胎儿大脑的发育。

❀ 生鱼片

有的准妈妈经常食用生鱼片来补充营养。其实准妈妈最好是少食或者不食用像生鱼片之类的鱼、肉类食品。因为这类食品所含的营养不易吸收，且未经过烹饪，病菌也不易被杀死，对胎儿和准妈妈都不利。

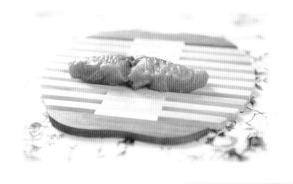

孕前准备

每月变化

孕期检查

孕期营养

生活指导

孕期保健

孕期胎教

产后食谱

北芪党参炖乌鸡

材料　北芪30克，党参20克，乌鸡1只，姜2片，盐、料酒、香油各适量。

做法　1.将乌鸡洗净，除去内脏，放入开水中煮3分钟。

2.将乌鸡放入炖盅内，加入北芪、党参、姜片、料酒，加入适量开水，盖好，入锅隔水炖3小时，取出，放入盐、香油即可。

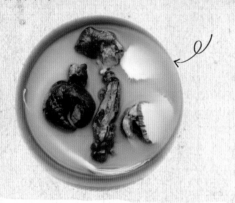

产后食谱

三色毛豆仁

材料　毛豆粒100克，猪肉馅、胡萝卜各150克，淀粉、黑胡椒粉各1/2小匙，酱油、盐、香麻油各1小匙。

做法　1.胡萝卜去皮、切丁，毛豆粒洗净，同放入滚水中汆烫，捞出，泡冷水，沥干待凉。

2.猪肉馅放入碗中加调料抓拌均匀备用。

3.锅中倒入2大匙油烧热，放入猪肉馅大火炒匀，加入1小匙水将肉炒散，再加入胡萝卜丁、毛豆粒一起翻炒数下，加入盐、香麻油调匀即可。

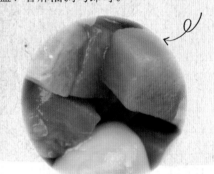

产后食谱

枣圆羊肉汤

材料　羊腿肉800克，红枣、桂圆各30克，党参20克，生姜4片。

做法　1.羊肉洗净，切块。

2.桂圆、红枣（去核）洗净，党参洗净，切段。

3.在锅内倒入适量植物油起锅，放入羊腿肉，用姜、料酒爆透。

4.把全部用料一齐放入锅内，加适量清水，大火煮沸后，小火煲3小时，调味即可。

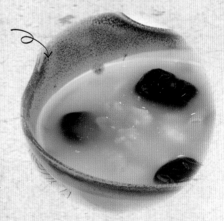

孕前准备

每月变化

孕期检查

孕期营养

生活指导

孕期保健

孕期胎教

产后食谱

蒜苗扒鹌鹑蛋

材料 蒜苗400克，鹌鹑蛋5个，植物油500克（实耗20克），精盐1小匙，生抽酱油2小匙，干淀粉、水淀粉各适量。

做法 1.蒜苗择净，洗净；鹌鹑蛋煮熟，投凉后剥去蛋壳，加入少许精盐、生抽酱油，腌渍几分钟。

2.将腌过的鹌鹑蛋蘸淀粉，放入六成热的油锅内，炸至金黄色时，捞起沥油。

3.蒜苗放入沸水中焯一下，捞起控水。炒锅烧热，加精盐炒熟，用水淀粉勾芡盛盘，将炸好的鹌鹑蛋放在蒜苗上，即可食用。

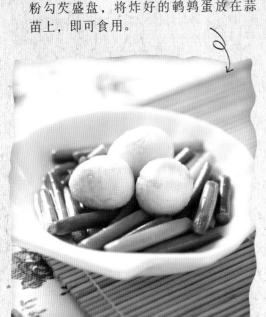

产后食谱

彩色虾仁

材料 虾仁300克，青辣椒、红辣椒各1个，香菇5朵，腰果适量，葱、姜各适量，精盐、胡椒粉、香油各1/2小匙。

做法 1.将青辣椒、红辣椒去蒂洗净，去籽后切成丁；香菇洗净，切成丁；葱、姜切末。

2.炒锅烧热，加植物油，六成热时下葱末、姜末爆香，放入虾仁、辣椒丁翻炒，再加入料酒、精盐、胡椒粉，最后加香菇翻炒片刻，出锅前撒入腰果，淋香油，即可食用。

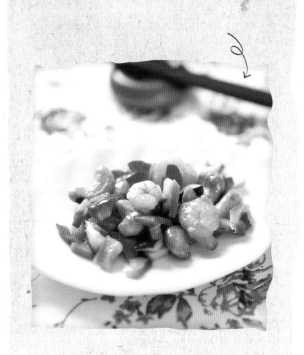

孕期营养 11

孕4月 吃什么怎么吃

从这个月开始，胎儿开始迅速生长发育，每天需要大量营养素，尽量满足胎儿及母体营养素存储的需要，避免营养不良或缺乏的影响。此时可能出现妊娠贫血症，因此对铁质的吸收很重要。

孕前准备

每月变化

孕期检查

孕期营养

生活指导

孕期保健

孕期胎教

孕产要点

本月需要重点补充的营养

从这月开始，胎儿开始迅速生长发育，每天需要大量营养素，尽量满足胎儿及母体营养素存储的需要，避免营养不良或缺乏的影响。除了和之前一样补充蛋白质和碳水化合物，本月还要重点补充锌、钙、铁等营养素。

主打营养锌不可缺

这个月准妈妈需要增加锌的摄入量。准妈妈如果缺锌，会影响胎儿在宫内的生长，会使胎儿的脑、心脏等重要器官发育不良。

富含锌的食物有生蚝、牡蛎、肝脏、口蘑、芝麻、赤贝等，在生蚝中含量特别丰富。补锌也要适量，每天膳食中锌的补充量不宜超过45毫克。

摄入足够的钙

从这个月，胎儿开始长牙根，需要大量的钙元素。若钙的摄入量不足，准妈妈体内的钙就会向胎体转移，从而造成准妈妈小腿抽筋、腰酸背痛、牙齿松动等症状，胎儿也往往牙齿发育不健全。奶和奶制品是钙的优质来源，而虾、虾皮、海带、大豆等也能提供丰富的钙质。对准妈妈来说，每天对钙的摄取量应该为1000～1200毫克。

孕产要点

这些食物可以多吃

麦片

麦片不仅可以让准妈妈保持一上午都精力充沛，而且还能降低体内胆固醇的水平。不要选择那些口味香甜、精加工过的麦片，最好是天然的，没有任何糖类或其他添加成分在里面。

脱脂牛奶

怀孕的时候，准妈妈需要从食物中吸取的钙大约比平时多1倍。多数食物的含钙量都很有限，因此孕期喝更多的脱脂牛奶就成了准妈妈聪明的选择。

瘦肉

铁在人体血液转运氧气和红细胞合成的过程中起着不可替代的作用，孕期准妈妈的血液总量会增加，以保证能够通过血液供给胎儿足够的营养，因此孕期对于铁的需要就会成倍地增加。如果体内储存的铁不足，准妈妈会感到极易疲劳。

通过饮食补充足够的铁就变得尤为重要。瘦肉中的铁是供给这一需求的主要来源之一，也是最易于被人体吸收的。

豆制品

对于那些坚持素食的准妈妈，豆制品是一种再好不过的健康食品了。它可以为准妈妈提供很多孕期所需的营养，例如蛋白质。

坚果

坚果所含的脂肪对于胎儿脑部的发育是很重要的，准妈妈适量吃些坚果绝对有好处。但坚果的热量比较高，因此每天应将摄入量控制在28克左右。还有一个特别需要注意的地方，如果准妈妈平时有过敏现象，最好避免食用某些容易引起过敏的食物，例如花生。

花椰菜

吃这种蔬菜真是好处多多，它不仅营养丰富，而且健康美味。富含钙和叶酸，而且还有大量的纤维和抵抗疾病的抗氧化剂，内含的维生素C，还可以帮助准妈妈吸收其他绿色蔬菜中的铁。

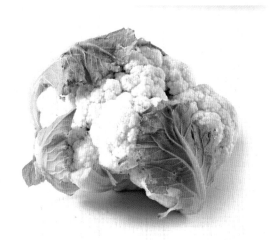

孕期贫血怎么办

为什么会贫血

孕期贫血是孕期常见的营养缺乏病之一。铁和叶酸是形成红细胞的重要物质，准妈妈在孕期对铁的需求比孕前增加近4倍，准妈妈如果长时间铁摄入不足就极易发生缺铁性贫血。若贫血可使准妈妈发生妊高征，增加妊娠期的危险性。

由于胎儿先天铁储备不足，出生后很快就发生营养性贫血，也会导致智力水平下降。

症状：感觉疲劳、头晕；脸色苍白；指甲变薄，易折断；呼吸困难；心悸；胸口疼痛。

预防：至少要在孕中期和后期检查两次血色素，及早发现贫血，采取相应措施纠正。

若血色素在100克以上，通过食物解决：多吃富铁食物；多吃富叶酸食物；如果低于100克在食补的基础上增加药物。

哪些食物富含铁质

动物类食品的血红素铁吸收更好，因此膳食中铁的良好来源为动物肝脏、动物的血、畜禽肉类、鱼类，尤其是红色瘦肉、绿色蔬菜是补充叶酸的良好食物来源。对于孕前就有贫血的人，建议准妈妈在怀孕4个月以后可补充硫酸亚铁0.3克，每日1次，配合用维生素C吸收更好，以预防缺铁性贫血；膳食中增加富含维生素C的食物，也就可增加铁的吸收。同时建议怀孕4个月以后每日补充叶酸5毫克，预防巨幼红细胞性贫血。

孕前准备

每月变化

孕期检查

孕期营养

生活指导

孕期保健

孕期胎教

孕前准备

每月变化

孕期检查

孕期营养

生活指导

孕期保健

孕期胎教

产后食谱

清蒸鳜鱼

材料　鳜鱼1条（约600克），鱼露、姜片各适量。

做法　1.将鳜鱼去鳞、鳃和内脏，洗净，鱼身两面切花刀，控干水后放在盘中，把姜片放在鱼腹中和鱼身上。

2.蒸锅中的水烧开后，将鳜鱼放入蒸锅，用大火蒸8～10分钟后取出，把鱼露淋在鱼身上。

3.锅中热适量油，浇在鱼身上即可。

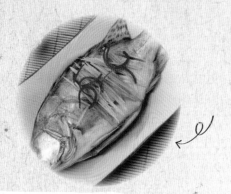

产后食谱

蒜香圆白菜

材料　圆白菜300克，盐、鸡精各1/2小匙，老抽1小匙，干辣椒20克，植物油40克，蒜20克。

做法　1.把蒜切成片，干辣椒切成段，圆白菜切成块。

2.锅内倒入植物油烧热，放蒜片、干辣椒段稍炒，待干辣椒呈紫红色，放入圆白菜块迅速翻炒，加入盐、老抽翻炒均匀，再加入鸡精炒匀即可食用。

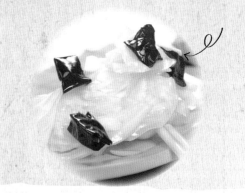

产后食谱

茄汁味菜牛柳

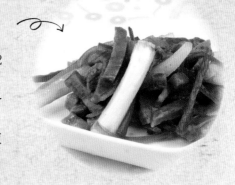

材料　牛柳肉200克，味菜220克，葱段、青红椒、洋葱各12克，鸡蛋1/2只，生抽、白糖、淀粉、甜茄汁各适量。

做法　1.将牛肉、葱段、青红椒切丝，用调料拌匀，腌制12分钟，味菜切片，放入滚开的水中煮4分钟，捞起待用。

2.放入牛柳肉用小火煎至八成熟，再放入切好的原材料煸炒片刻，加入调味料略炒，炒匀上碟即可。

孕前准备

每月变化

孕期检查

孕期营养

生活指导

孕期保健

孕期胎教

产后食谱

南瓜豉汁蒸排骨

材料 猪肋排300克，南瓜200克，豆豉5克，盐1/2小匙，酱油1小匙，葱、姜各5克。

做法 1.将南瓜洗净削去外皮，用小刀在距南瓜顶1/3处开一个小盖子，挖出里面的瓜瓤做成南瓜盅。将葱切成小段，姜切成片备用。

2.把排骨斩成小块，加入豆豉、盐、葱段、姜片、酱油腌制20分钟。

3.将腌好的排骨放入南瓜盅内，上锅蒸熟即可。

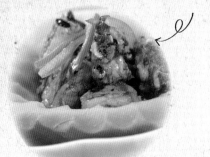

产后食谱

葱白炖猪蹄

材料 猪蹄4只，葱白50克，盐适量。

做法 1.将猪蹄洗净，切成块，葱白洗净，切成段。

2.锅置火上，加适量的清水，放入猪蹄、葱白，用大火煮沸，改用小火炖至肉熟烂，加入盐调味即可。

此菜能有效补充产后所需营养，是产后滋补调理的佳品。

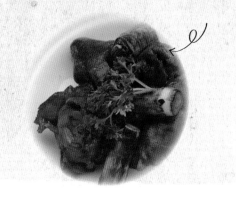

产后食谱

香菇烧鲤鱼

材料 鲤鱼1尾，黄豆芽150克，水发香菇60克，盐4克，葱段、姜片、料酒、酱油各10克，水淀粉12克，汤、植物油各适量。

做法 1.将鲤鱼去鳞、鳃、内脏洗净，两面剞上十字花刀，锅内加油下入鲤鱼炸硬捞出。

2.下入葱段、姜片炝香，烹入料酒，加入汤烧开，下入炸好的鲤鱼略烧一下。

3.下入香菇、黄豆芽，加入酱油、盐烧至熟透入味，用水淀粉勾芡，出锅装盘即成。

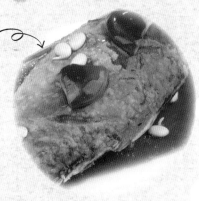

孕期营养
12

孕5月 **吃什么怎么吃**

从这个月起，为适应孕育宝宝的需要，准妈妈体内的基础代谢增加，每天所需的营养也会更多。应保证膳食的均衡，重视加餐和零食的作用。

孕产要点

本月需要**重点补充的营养**

🍀 满足热量需要

孕5月需要的热量比孕前多10%～15%，即每天需要增加200～300千卡（837～1255千焦）热量。为了满足热能的需要，应注意调节主食的品种，如大米、小米、红薯等。这样才能满足准妈妈与胎儿的健康需要。

🍀 铁

孕期缺铁，会引发缺铁性贫血，从而危害母子健康。动物肝脏是孕期补铁的佳品。而植物性食品中的铁主要含在各种蔬菜、粮食、坚果等食物中。同时要注意维生素C的摄入，以促进铁的吸收。

🍀 维生素D和钙

这段时间准妈妈需要充分的维生素D和钙来帮助胎儿的骨骼生长。鱼类是维生素D的主要来源。如果不能吃鱼，鸡蛋里也含有维生素D，晒太阳也能制造维生素D，每天晒半个小时就足够了。别忘了做好防晒的工作。

🍀 脂类的补充

脂类是构成胎儿大脑的重要成分，准妈妈应多吃些富含脂类的食物，如鱼头、芝麻、核桃、栗子、香菇、紫菜、虾等。

孕产要点

这些食物**要多吃**

🍀 多吃鱼

鱼肉含有丰富优质蛋白质，还含有2种不饱和脂肪酸，即二十二碳六烯酸（DHA）和二十碳五烯酸（EPA）。这两种不饱和脂肪酸对大脑的发育非常有好处。

这两种物质在鱼油中含量要高于鱼肉，而鱼油又相对集中在鱼头内。所以，孕期准妈妈适量吃鱼头，有益于胎儿大脑分区发育。

🍀 五谷豆浆要常喝

豆浆具有很高的营养价值，一直是我国传统的养生佳品。而五谷豆浆综合了五谷的营养价值，非常适合孕期食用。准妈妈每天喝一杯五谷豆浆，可增强体质、美容养颜、稳定血糖、防止孕期贫血和妊娠高血压等，可谓益处多多。

🍀 适当增加肉类和豆类食物

对准妈妈来说，最容易缺乏的必需元素就是铁质。大部分准妈妈都服用补铁口服液，但在孕早期尚不需要服用。最好的方法是通过食物补充。含铁较多的食物有鱼、贝类、牡蛎、豆类、黄绿色蔬菜和海藻类等。摄取以上食物的同时，最好进食富含蛋白质、B族维生素、维生素C的食物，因为这3种物质有助于人体吸收铁质。

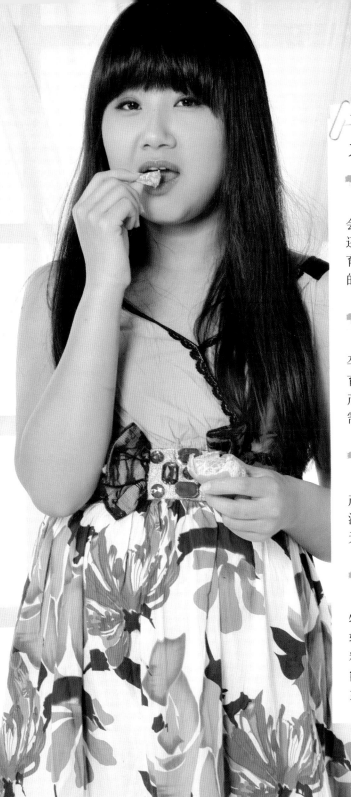

孕产要点

不宜吃**的食物**

🍂 有兴奋作用的食物

　　准妈妈大量饮用含咖啡因的饮料和食品，会出现恶心、呕吐、头痛、心跳加快等症状。还会通过胎盘进入到胎儿体内，影响胎儿发育。茶叶含有较丰富的咖啡因，会增加准妈妈的心、肾负担，因此不利于胎儿的健康发育。

🍂 过量吃甜食

　　糖类等在人体内的代谢会消耗大量的钙，孕期钙的缺乏，会影响胎儿牙齿、骨骼的发育。过多食用巧克力也不好，这样会使准妈妈产生饱腹感而影响食欲，结果身体胖了，而必需的营养素却缺乏了。

🍂 含有添加剂的食品

　　罐头食品含有的添加剂，是导致畸胎和流产的危险因素，所以准妈妈要远离罐头食品。油条在制作过程中添加的明矾，是一种含铝的无机物，铝可以通过胎盘侵害胎儿。

🍂 饮料

　　研究表明，白开水是补充人体水分的最好物质，非常有利于人体吸收，而各种饮料含有较多的糖及其他添加剂。准妈妈若经常喝饮料，不仅会影响消化和食欲，还会影响肾功能，给腹中的胎儿带来不良影响。因此，准妈妈应多喝白开水。

孕前 准备

每月 变化

孕期 检查

孕期 营养

生活 指导

孕期 保健

孕期 胎教

121

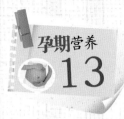

孕期营养
13

孕6月 吃什么怎么吃

随着胎儿增大，所需的营养也需要增加。本月的营养重点是补铁，如果准妈妈自觉不需要补铁，那么要保证多吃含铁的食物。

孕产要点

本月需要重点补充的营养

🌿 保证足量的优质蛋白质

孕中期是母体和胎儿发育的快速时期，尤其是胎儿脑细胞分化发育的第一个高峰。准妈妈每日应在原基础上增加15克蛋白质，一半以上应为优质蛋白质，来源于动物性食品和大豆类食品。

🌿 增加维生素的摄入量

孕中期由于热量的增加，物质代谢增强，相应地需要增加B族维生素和烟酸的摄入量。孕中期准妈妈应在主食中增加粗、杂粮，经常选用动物内脏，多食用新鲜蔬菜和水果。

🌿 多吃无机盐和微量元素丰富的食物

准妈妈应多选用富含钙、铁、锌的食物，有些地区还要注意碘的供给。孕中期应每日饮奶，经常食用动物肝脏、水产品和海产品。植物性食品首选豆制品和绿叶蔬菜。

🌿 继续补充铁

对于贫血，准妈妈不可掉以轻心。在这个月，准妈妈的循环血量增加，容易出现生理性贫血。因此，继续补充含铁丰富的食物对准妈妈来说很重要。

孕产要点

如何预防便秘

便秘一直困扰着现代人，准妈妈的便秘问题应多加注意和防范。准妈妈应定期到医院检查，发现胎位不正应及时纠正，以免下腔静脉受压导致回流受阻而发生痔疮，给排便带来严重影响。在日常生活中，准妈妈需注意以下几方面：

🌿 添加蔬果杂粮

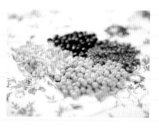

准妈妈往往因进食过于精细而排便困难，因此要多食含膳食纤维多的蔬菜、水果和粗杂粮，如芹菜、绿叶菜、萝卜、瓜类、苹果、香蕉、梨、燕麦、杂豆、糙米等。

🌿 晨起定时排便

定时排便，在晨起或早餐后如厕。由于早餐后结肠推进动作较为活跃，易于排便，因此早餐后1小时左右为最佳排便时间。不要忽视便意，更不能强忍不便。最好采用坐厕排便，便后用免蹲洗臀盆清洗会阴部和肛门，既卫生又避免长久下蹲增加腹内压。

◈ 适宜运动锻炼

适量运动可以加强腹肌收缩力，促进肠胃蠕动和增加排便动力。但是采用揉腹按摩促进排便的方法是不可取的。

◈ 保持身心愉快

合理安排工作和生活，保证充分的休息和睡眠，保持良好的精神状态和乐观的生活态度。准妈妈不要因呕吐不适感而心烦意乱，烦躁的心态也可导致便秘，不妨多做一些感兴趣的事，比如欣赏音乐、观花、阅读等，尽量回避不良的精神刺激。

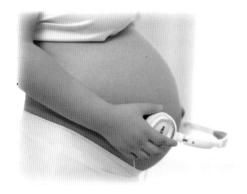

孕产要点

宜吃的食物

◈ 栗子

具有益气补脾、健胃厚肠、强筋健骨的功效，常吃有利于胎儿骨骼的发育成熟。但栗子"生极难化，熟易滞气"，因此不可食用太多。

◈ 核桃

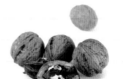

核桃能补脑健脑，提高机体的抵抗力。常吃核桃，可促进胎儿的大脑发育。

◈ 花生

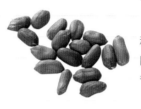

享有"长生果"之美称，有和胃健脾、滑肠润肺的作用。由于其热量较高，每次食量不宜超过20克。

◈ 苹果

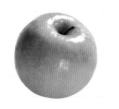

具有生津止渴、养心益气、健脾益胃的功效。准妈妈每天吃个苹果不仅对身体有好处，还可改善孕期情绪抑郁。

◈ 葡萄

葡萄可以补肝肾、益气血，并可预防孕期贫血与水肿。但患有妊娠糖尿病的准妈妈禁食。

◈ 奶酪

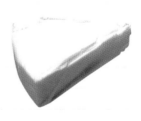

被誉为"乳品中的黄金"，是含钙最多的奶制品，而且这些钙很容易吸收。对于准妈妈来说，它是最好的补钙食品之一。由于其所含的能量较高，每次食用不宜超过20克。

孕前准备

每月变化

孕期检查

孕期营养

生活指导

孕期保健

孕期胎教

产后食谱

山药芝麻粥

材料　大米60克，山药150克，黑芝麻1/2小匙，鲜牛奶100克，玫瑰糖1小匙，冰糖10克。

做法　1.大米洗干净，浸泡1小时，捞出沥干，将山药切成细粒，黑芝麻炒香，一起倒入搅拌器，加水和鲜牛奶搅碎，去掉渣留汁。

2.将锅放置到火上，放入水和冰糖烧沸溶化后倒入浆汁，慢慢搅拌，加入玫瑰糖，继续搅拌至熟即可食用。

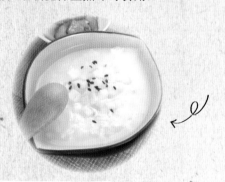

产后食谱

益母红枣瘦肉汤

材料　红枣6枚，瘦肉200克，益母草75克，水4碗，盐1/2小匙。

做法　1.瘦肉洗净、切块，红枣去核、洗净。

2.益母草用水洗净。

3.将益母草、红枣、瘦肉放入炖盅内煮滚后，再改用小火煮2小时，加盐调味即可饮用。

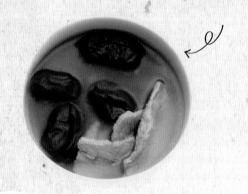

产后食谱

蒸鱼丸

材料　鱼茸2大匙，胡萝卜、扁豆各适量，肉汤、淀粉、蛋清少许。

做法　1.将鱼茸加入淀粉和蛋清搅拌均匀并做成鱼丸，把鱼丸放在容器中蒸熟。

2.将胡萝卜切成小方块，扁豆切成细丝，放入肉汤中煮。

3.当上述材料煮熟后加入淀粉勾芡，浇在蒸熟的鱼丸上即可。

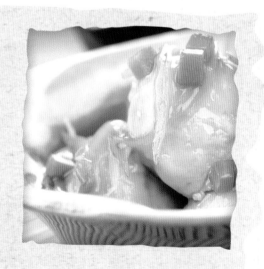

荠菜肉馄饨

材料 馄饨皮50克，荠菜20克，肉末10克，海米末、香菜末、紫菜各适量，香油3克，酱油5克。

做法 1.将荠菜洗净，烫熟，捞入凉水内过凉，沥干水分切碎。

2.肉末放入碗内，加香油及清水25毫克，拌搅上劲后，加入荠菜调和成馅，将馄饨皮放在左手掌上，挑入馅心，折成馄饨生坯。

3.将海米末、香菜末、紫菜、酱油放入碗内，再将馄饨放入沸水锅内煮熟，捞入碗内，浇入原汤，调匀即可。

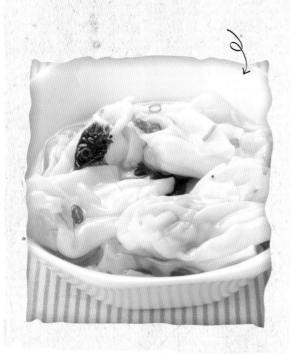

山药豆腐汤

材料 山药100克，豆腐200克，植物油1大匙，香油2小匙，酱油1小匙，盐、鸡精各1/2小匙，蒜、葱各5克。

做法 1.将山药去掉皮，洗干净，切成小块，豆腐切成小块，放入沸水锅内烫煮一下，捞出用冷水过凉，沥干水分，蒜拍碎剁蓉，葱切成葱花备用。

2.炒锅放在火上，倒入植物油烧热，下入蒜蓉爆香，倒入山药丁翻炒，加入清水适量，等到煮沸后，倒入豆腐丁，加入酱油、鸡精、盐煮沸，撒上葱花，淋上香油即可。

　　豆腐营养丰富，含有铁、钙、磷、镁等人体必需的多种微量元素。本品口感骨香，能够促进新妈妈的食欲。

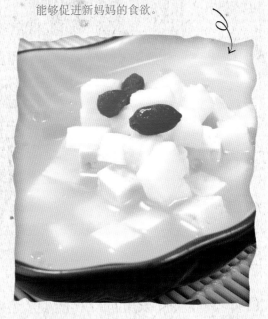

孕前准备

每月变化

孕期检查

孕期营养

生活指导

孕期保健

孕期胎教

孕7月吃什么怎么吃

这个月，准妈妈要保证充足、均衡的营养，充分摄取蛋白质，饮食以清淡为佳，减少盐分的摄入，以免出现肢体水肿、妊娠期糖尿病、妊娠期高血压综合征等症状。

孕产要点

本月需要重点补充的营养

补充卵磷脂

卵磷脂能保证脑组织的健康发育，是非常重要的益智营养素。若孕期缺乏卵磷脂，就会影响胎儿大脑的正常发育，准妈妈就会出现心理紧张、头昏、头痛等不适症状。含卵磷脂多的食物有大豆、蛋黄、坚果、谷类、动物肝脏等。

给足钙和磷

胎儿牙齿的钙化速度在孕晚期增快，到出生时全部乳牙就都在牙床内形成了，第一恒牙也已钙化。如果此阶段饮食中钙磷供给不足，就会影响今后宝宝牙齿的生长。所以准妈妈要多吃含钙、磷的食物。富含钙的食物比如牛奶、蛋黄、海带、虾皮、银耳、大豆等。富含磷的食物如动物瘦肉、肝脏、奶类、蛋黄、虾皮、大豆、花生等。

孕晚期铁元素至关重要

胎宝宝在最后的3个月储铁量最多，足够出生后3~4个月造血的需要。如果此时储铁不足，在婴儿期很容易发生贫血。准妈妈若在此时因缺铁而贫血，就会头晕、无力、心悸、疲倦等，分娩时会造成子宫收缩无力、滞产及感染等，并对出血的耐受力差。

孕产要点

饮食注意事项

从第7个月开始，胎儿的身体长得特别快，胎儿的体重通常是在这个时期增加的。

若准妈妈营养摄入不合理，或者是摄入过多，就使胎儿长得太大，出生时造成难产。所以一定要合理地安排此时期准妈妈的饮食。

饮食要以量少、丰富、多样为主

饮食要以量少、丰富、多样为主，一般采取少吃多餐的方式进餐，要适当控制进食的数量，特别是高蛋白、高脂肪食物，如果此时不加限制，过多地吃这类食品，会使胎儿生长过大，给分娩带来一定困难。

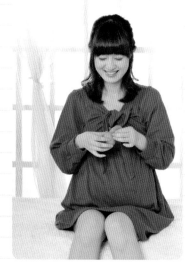

饮食的调味宜清淡些

脂肪性食物里含胆固醇量较高,过多的胆固醇在血液里沉积,会使血液的黏稠度急剧升高,血压升高,严重的还会出现高血压脑病,如脑出血等。饮食的调味宜清淡些,少吃过咸的食物,每天饮食中的盐量应控制在7克以下,不宜大量饮水。

应选体积小、营养价值高的食物

如动物性食品,避免吃体积大、营养价值低的食物,如土豆、红薯,以减轻胃部的胀满感。特别应摄入足量的钙,准妈妈在吃含钙丰富食物的同时,应注意维生素的摄入。

孕产要点

饮食方式促进睡眠

准妈妈对可能出现的恶心、胃灼热、发闷、打鼾等现象束手无策,这些反应困扰着准妈妈们的睡眠,影响她们的情绪和精神状态。请试试以下的饮食建议,或许可以帮助准妈妈酣然入梦。

睡前吃些点心可以缓冲恶心

约有半数以上的准妈妈在怀孕的头3个月(早期妊娠阶段)有食欲缺乏、胃纳减退、恶心及晨间起床后空腹状态发生呕吐(晨吐)等情况。呕吐如不及时纠正,就会造成胎儿营养障碍,从而发生胎儿心脏畸形等病症。因此被恶心、呕吐所困的准妈妈最好能在正餐之间吃些小吃和点心,如牛奶、面包、饼干等,特别是在睡前,不要空着肚子上床。

减少咖啡因的摄入

咖啡因也有使人兴奋的作用,茶、咖啡、可乐和巧克力等都含有咖啡因,准妈妈最好减少这些东西的摄入量,尤其是从下午开始,应该完全避免摄入这些食品或饮料。

睡前避免进食难消化或辛辣的食物

辣椒、番茄等辛辣、酸性的食物极易引起胃灼热和消化不良,临睡前吃得过饱也会导致相同的症状。因此,准妈妈的饮食宜清淡,避免暴饮暴食或忽饱忽饿。

傍晚之后要减少饮水量

水维持着人体机能的正常运作,孕期女性由于肾血流量和肾小球滤过率增加,排尿次数增多,如不及时补充水分,容易造成缺水;另一方面,由于体内水分增多,准妈妈容易出现尿频和夜尿增多的现象,为了减少夜间起床上洗手间的次数,准妈妈最好在上午多喝水,下午和晚上相应减少水的摄入量。

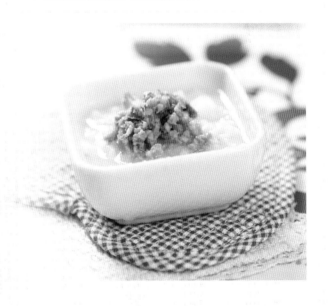

孕前 准备

每月 变化

孕期 检查

孕期 营养

生活 指导

孕期 保健

孕期 胎教

产后食谱

素花炒饭

材料　胡萝卜50克，甜椒20克，菠萝10克，火腿肉30克，青葱10克，大米饭100克，植物油3大匙，盐1小匙，鸡粉1小匙。

做法　1.将胡萝卜、甜椒、菠萝、火腿肉切丁，青葱切成葱花备用。

2.把葱花与胡萝卜丁、米饭和调料小火炒松。

3.将甜椒、菠萝火腿肉和炒松的米饭炒匀即可食用。

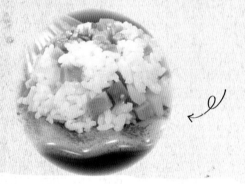

产后食谱

葱白鸡蛋汤

材料　连须葱白30克，生姜、淡豆豉各10克，鸡蛋1个，香油、鸡精、盐各适量。

做法　1.将葱白洗净，切成小段，生姜洗净，切成细丝，把鸡蛋磕入碗中，搅打均匀成蛋液。

2.锅置火上，加适量清水煮沸，放入葱白、豆豉、盐，淋入蛋液，至蛋熟后加入鸡精、香油即可。

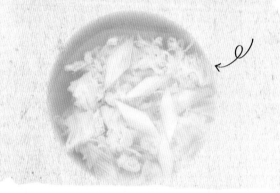

产后食谱

清炒韭黄

材料　韭黄500克，火腿50克，植物油3大匙，盐1小匙，鸡精1/2小匙。

做法　1.将韭黄剥皮洗干净，把韭黄切成3厘米长的段。

2.将熟火腿切成4厘米长的细丝。

3.锅点火加油烧热，放入韭黄急速煸炒，加入盐、鸡精、火腿丝炒匀即可。

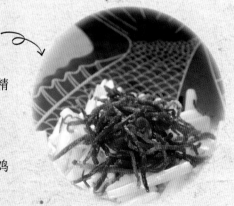

孕前准备

每月变化

孕期检查

孕期营养

生活指导

孕期保健

孕期胎教

产后食谱

三丝汤

材料　生肉丝、生笋丝各25克，冬菇丝15克，熟火腿丝10克，白汤500毫升，黄酒15克，盐5克，鸡精2克。

做法　1.将肉丝放入碗中，加入冷水搅散，浸出血水后备用。

2.炒锅置大火上，加入白汤，倒入血水和肉丝后，放入笋丝、冬菇丝烧至将滚，用漏勺把浮上来的丝捞起，倒入冷水少许，待浮沫升至汤面，即撇净，然后加入黄酒、盐、鸡精略滚。

3.把捞出的肉丝、笋丝、冬菇丝装入碗中，然后把汤浇在上面，撒上火腿即成。

本品养血生精、滋阴润燥、补而不腻，且具开胃运脾之效。

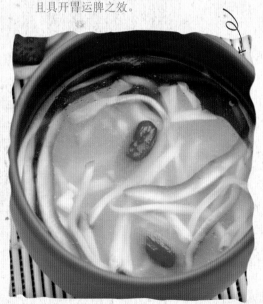

产后食谱

牛肉末炒芹菜

材料　牛肉50克，芹菜200克，淀粉2小匙，酱油、料酒、盐、葱、姜各1小匙，植物油2大匙。

做法　1.将牛肉去筋膜洗净，切碎成末，用酱油、淀粉、料酒调汁拌好。

2.将芹菜洗净切碎，用开水烫过，葱去皮洗净切成葱花，姜洗净切末。

3.锅内放油烧热，先下葱、姜煸炒，再下牛肉末，用大火快炒，取出待用。

4.锅中留余油烧热，下芹菜快炒，加盐炒匀，然后放入炒过的牛肉末，再用大火快炒，并加入剩余的酱油和料酒，搅拌几下即可盛出食用。

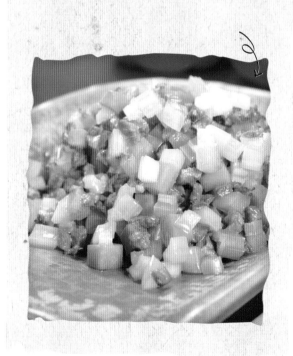

孕前准备

每月变化

孕期检查

孕期营养

生活指导

孕期保健

孕期胎教

孕期营养 **15**

孕8月 **吃什么怎么吃**

这个时期，准妈妈的基础代谢增加至最高峰，胎儿的生长速度也达到最高峰，身体对营养的需求量很大。但多数准妈妈此时食欲不佳，可采用少食多餐，并根据自己的口味吃一些容易消化的食物。

孕产要点

本月需要重点补充的营养

■ 碳水化合物不能少

这个月，胎儿开始在肝脏和皮下储存糖原和脂肪，如果准妈妈摄入的碳水化合物不足，就易造成蛋白质缺乏或酮症酸中毒。因此，要及时补充足够的碳水化合物，其摄入量为每日350～450克。全谷类、薯类中均含有碳水化合物。

■ 重点补充α-亚麻酸

α-亚麻酸是组成大脑细胞和视网膜细胞的重要物质。如果摄取不足，会导致胎儿脑发育不良，准妈妈也会感到疲劳感明显，睡眠质量下降。由于α-亚麻酸在人体内不能自动合成，因此必须从外界摄取。怀孕的最后3个月，是准妈妈重点补充α-亚麻酸的时期。在日常生活中，用亚麻油炒菜或每天吃几个核桃，都可补充α-亚麻酸。

■ 多晒太阳，摄入充足的钙

在孕晚期，由于胎儿的牙齿、骨骼钙化需要大量的钙，因此准妈妈对钙的需求量明显增加。准妈妈应多吃芝麻、海带、蛋、骨头汤、虾皮汤等富含钙质的食物。一般来说，孕晚期钙的供给量为每日1200毫克，是怀孕前的1.5倍。此外，还应多进行户外活动，多晒太阳。

■ 平衡补充各种维生素

维生素对胎儿的健康发育起着重要的作用，准妈妈应适量补充各种维生素，尤其是维生素B_1，如果缺乏，易引起呕吐、倦怠等不适症状，并易造成分娩时子宫收缩乏力，使产程延缓。对于有妊娠水肿的准妈妈来说，吃西瓜可消除体内多余的水分，减轻体重压力。

孕产要点

吃什么能够减轻水肿

■ 鲫鱼

鲫鱼是高蛋白、高钙、低脂肪、低钠的食物，经常食用，可以增加准妈妈血液中蛋白质的含量，改善血液的渗透压，有利于合理调整体内水分的分布，使组织中的水分回流进入血液循环中，从而达到消除水肿的目的。

■ 鲤鱼

鲤鱼有补益、利水的功效，准妈妈常食可以补益强壮、利水祛湿。鲤鱼肉中含有丰富的优质蛋白质，钠的含量也很低，准妈妈常吃可消肿。

❀ 冬瓜

冬瓜具有清热泻火、利水渗湿、清热解暑的功效，可提供丰富的营养素和无机盐，既可泽胎化毒又可利水消肿，准妈妈可以常吃。

孕产小提示

◎ 下肢水肿怎么办

正常人水肿不超过踝关节以上，不需要做特别的处理。

尽量避免长时间站立及蹲坐，睡眠时适当垫高下肢，采取左侧卧位。

坐沙发或椅子时可以把脚抬高休息，还可以转动踝关节和脚部，增加血液循环。

把两手高举到头部，先弯曲再伸直每个手指，有助于减轻手指的肿胀。

如果肿胀特别明显，腿部水肿超过膝盖，就需要去医院。

吃低盐的饭菜，可减少水肿的发生。

孕产要点

不宜吃的食物

❀ 过量吃人参

怀孕后，许多准妈妈阴血偏虚，多吃人参很容易上火，且还会出现呕吐、水肿及高血压等症状，甚至引发流产及早产等危险的发生。此外，参类补品吃得过多，必然会影响正常饮食营养的摄取与吸收，使得内分泌系统紊乱。在临近产前，最好不要吃人参，以免引起产后出血。对于其他的人参制剂，准妈妈也应慎服。

❀ 吃坚果过量

坚果的营养价值很高，是不少准妈妈喜欢吃的食品。但是，坚果也不能食用过多。

坚果的油性较大，而在怀孕期间，准妈妈的消化功能相对减弱，如果过量食用坚果，很容易引起消化不良。每天食用坚果不应超过50克。

❀ 摄入过量的蛋白质

过量的高蛋白饮食容易引起食欲减退、腹胀、头晕、疲倦等不适症状，反而不利于健康。因此，准妈妈应平衡饮食，做到营养均衡。

❀ 准妈妈不宜多吃冷饮

准妈妈多吃冷饮能引起食欲缺乏、消化不良、腹泻，甚至引起胃部痉挛，出现剧烈腹痛现象。

另外，胎儿对冷的刺激也很敏感，当准妈妈喝冷饮时，胎儿可能会在子宫内躁动不安，胎动变得频繁。因此，准妈妈吃冷饮一定要有所节制。

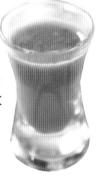

孕前 准备

每月 变化

孕期 检查

孕期 营养

生活 指导

孕期 保健

孕期 胎教

孕前 准备

每月 变化

孕期 检查

孕期 营养

生活 指导

孕期 保健

孕期 胎教

〔产后食谱〕

蒜茸 油麦菜

材料　油麦菜300克，植物油2大匙，盐、鸡精各1/2小匙，大蒜20克。

做法　1.把油麦菜择洗干净，切成6～7厘米长的段。

2.把油烧热，放入油麦菜，加入鸡精和盐，炒到油麦菜碧绿关火。

3.放入蒜末，起锅装盘即可食用。

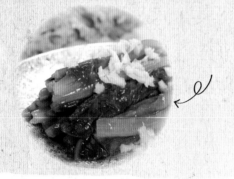

〔产后食谱〕

海米 油菜

材料　油菜200克，海米50克，淀粉汁、植物油各少许、盐、鸡精、鸡汤、白糖各适量。

做法　1.将油菜洗净后切成长段，以植物油煸炒。

2.加入海米，再加入适量盐、白糖、鸡精和鸡汤，至熟后加入淀粉汁，使汤汁透明即可。

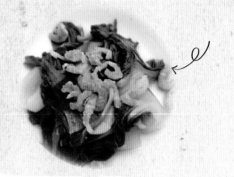

〔产后食谱〕

玉米牛肉羹

材料　牛肉100克，鲜玉米棒、鸡蛋各2个，香菜、姜各适量，上汤适量。

做法　1.将鸡蛋打匀，把香菜洗净切碎，牛肉洗净，抹干水剁细，加调味料腌制10分钟，用少许油炒至将熟时，沥去油及血水。

2.玉米洗净，剔下玉米肉，捣碎。

3.把适量水及姜煮滚，放入玉米煮熟，约20分钟，下调味料，用玉米粉水勾芡成稀糊状，放入牛肉搅匀煮开，下鸡蛋拌匀，盛入汤碗内，撒上香菜即可。

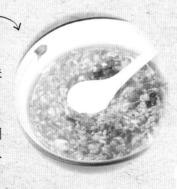

孕前 准备

每月 变化

孕期 检查

孕期 营养

生活 指导

孕期 保健

孕期 胎教

> 产后食谱

炒豆皮

材料　豆皮200克，香菇2朵，胡萝卜25克，麻油1小匙，姜片2～3片。

做法　1.豆皮、胡萝卜切成丝，香菇切薄片。

2.将麻油烧热，爆香姜片，再放入豆皮、胡萝卜丝、香菇片炒熟即可。

豆皮含有黄豆的营养素，是天然植物雌激素的食物来源之一，可以帮助女性雌激素的调整。香菇是矿物质的良好来源，可以帮助血糖代谢，加强新陈代谢。

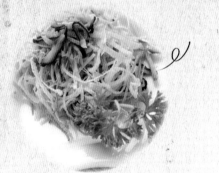

> 产后食谱

山药烧胡萝卜

材料　山药200克，胡萝卜40克，藕30克，香菇50克，豌豆30克，葱花、高汤、酱油、盐各适量。

做法　1.山药切成块，胡萝卜、藕切片，香菇切开。

2.油热后用葱花炝锅，将上述材料倒入煸炒。

3.加入高汤及调味料，煮熟即可。

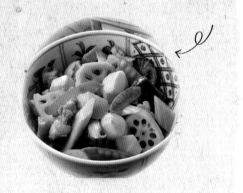

> 产后食谱

鲜蘑汆小丸

材料　猪肉200克，鲜蘑菇600克，菜心100克，鸡蛋液40克，葱姜汁、料酒、盐、鸡精、胡椒粉、麻油、淀粉各适量。

做法　1.将猪肉洗净剁成肉泥备用，菜心、鲜蘑菇洗净切片，将猪肉泥加葱姜汁、盐、料酒、鸡精、鸡蛋液、淀粉用力搅一会儿。

2.把锅放在火上，加水烧沸，挤入肉丸子汆熟，放入菜心、蘑菇片，将水烧沸，加入盐、鸡精、胡椒粉、麻油，起锅即可。

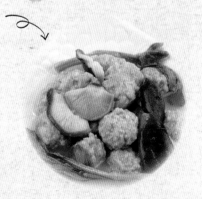

孕前准备

每月变化

孕期检查

孕期营养

生活指导

孕期保健

孕期胎教

孕期营养
16

孕9月 吃什么怎么吃

第9个孕月里，准妈妈的胃部仍会有挤压感，所以每餐可能进食不多。第9个孕月里，请继续控制盐的摄取量，以减轻水肿的不适。

孕产要点

本月需要重点补充的营养

适当增加铁的摄入

现在胎儿的肝脏以每天5毫克的速度储存铁，直到存储量达到540毫克。若铁的摄入量不足，就会影响胎儿体内铁的存储，出生后易患缺铁性贫血。动物肝脏、黑木耳、芝麻等含有丰富的铁。

脂类摄入量控制在60克

胎儿大脑中的某些部分还没有成熟，准妈妈需要适量补充脂类，尤其是植物油仍是必需的。每天摄入的总脂量应为60克左右。

控制盐分、水分

准妈妈应继续控制盐的摄入量，以减轻水肿状况。此外，由于准妈妈胃部容纳食物的空间不多，不要一次大量饮水，以免影响进食。

膳食纤维不可少

为了缓解便秘带来的痛苦，准妈妈应该注意摄取足够量的膳食纤维，以促进肠道蠕动。全麦面包、芹菜、胡萝卜、土豆、豆芽、菜花等各种新鲜蔬菜和水果中都含有丰富的膳食纤维。

孕产要点

不宜吃的食物

冷饮

各种含糖高的饮料包括冷饮、冰棍儿等，主要是水和糖，多吃影响食欲，且冷的刺激还可使肠道痉挛引起腹痛、腹泻。食用过量的话，怀孕前期容易引起先兆流产，怀孕后期容易引起早产。

膨化食品

膨化食品如饼干、虾条等，主要是淀粉、糖类和膨化剂制成，蛋白质含量很少，多吃可致肥胖，且没有任何营养。

甜食

巧克力、果冻、蛋糕这类甜点热量高，成分复杂，含有大量的甜味剂、人工合成香料、增稠剂等，不但能够导致准妈妈体重直线飙升，同时还会影响胎儿的发育，造成巨大儿。对于患有妊娠期糖尿病的准妈妈来讲，甜食更是雷区。

街头食品

对于准妈妈来说，烧烤、煎炸类肉食，若没有彻底熟透，还存在弓形虫的威胁。

花丁群聚

材料 土豆、胡萝卜、香肠各200克，柿子椒50克，黄瓜100克，葱、姜各5克，盐、香油1/2匙，鸡精1小匙，白糖1/4匙，料酒、淀粉各1大匙。

做法 1.将土豆、胡萝卜、柿子椒、黄瓜、香肠分别切成丁，葱、姜切成丝备用。

2.坐锅点火倒入油，油热后先下土豆、胡萝卜煸炒，放入葱、姜丝炒香，然后放入黄瓜、柿子椒、香肠翻炒。

3.加入盐、鸡精、料酒、白糖调味，用水淀粉勾芡，淋上香油即可。

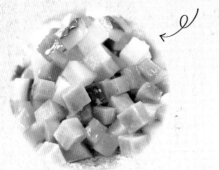

豆腐干炒芹菜

材料 豆干200克，芹菜100克，红甜菜50克，料酒2大匙，盐、鸡精各1/2小匙，香葱2根。

做法 1.将豆干切厚片，芹菜去掉根和叶后切成段，红甜菜切成丝，香葱切碎。

2.将芹菜在沸水中煮2分钟左右捞出，沥干水分。

3.将锅内放油烧至八成热，倒入碎葱炒出香味，再把芹菜倒入煸炒一会儿。

4.放入豆干、甜菜椒丝和盐炒1分钟，放鸡精翻炒几下即可出锅。

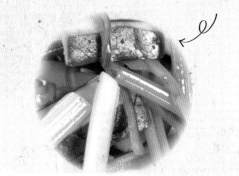

清蒸鲷鱼

材料 鲷鱼1尾，姜丝5克，葱花适量，白酒、酱油各1小匙，植物油2小匙。

做法 1.将鲷鱼从腹部剖开，收拾干净后，在背部划开几刀。

2.将鲷鱼洗干净放入盘中，洒上酒，并加入姜丝及酱油。用蒸锅蒸10分钟，取出后撒上葱花即成。

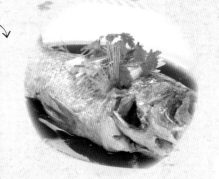

孕前准备

每月变化

孕期检查

孕期营养

生活指导

孕期保健

孕期胎教

孕前 准备

每月 变化

孕期 检查

孕期 营养

生活 指导

孕期 保健

孕期 胎教

〔产后食谱〕

鸡肉粥

材料 粳米50克，生鸡1只，香油、生姜、盐、酱油、大葱各适量，鸡汤少许。

做法 1.将鸡洗干净，放入沸水中略焯一下。再将鸡下锅，用中火煮40分钟，捞出，放入凉开水中，再捞出控干水，抹上香油。

2.将粳米淘洗干净倒入锅内，加原汁鸡汤及调味料，用大火煮沸，再改用小火煮至粥稠，便成鸡肉粥。

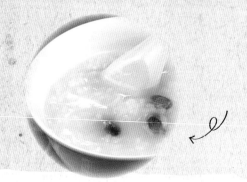

〔产后食谱〕

鸡胗丝瓜面

材料 面条300克，鸡胗肝150克，丝瓜100克。葱头50克，植物油400克，白糖8克，盐5克，葱花、料酒各6克，鲜汤适量。

做法 1.将鸡胗肝、丝瓜分别洗净，切成小薄片，加调料放入碗内；面条用开水煮熟。

2.油锅下鸡胗肝、丝瓜片炒熟，加调好的汁再炒片刻，淋在面条上，起锅装入盘内即可。

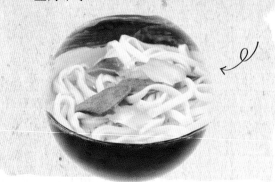

〔产后食谱〕

彩椒炒玉米

材料 玉米粒300克，青、红柿子椒各50克，花生油10克，盐2克，白糖3克，鸡精、水淀粉各适量。

做法 1.将玉米粒沥去多余水分，待用；青、红、柿子椒去蒂、去籽、洗净，切成小丁，备用。

2.炒锅置于火上，放入花生油，烧至七成热时，下玉米粒，翻炒片刻，再放入柿子椒丁，翻炒后加白糖、鸡精、盐调味后，加少许水淀粉勾芡，盛入盘内即可。

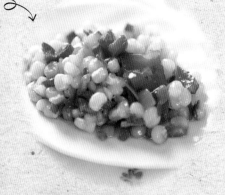

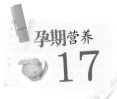

孕期营养
17

孕10月 吃什么怎么吃

到了孕10月，准妈妈应充分摄取营养，进餐的次数每日可增至5餐以上，以少食多餐为原则。在这个月应该限制脂肪和碳水化合物等高热量食物的摄入，以免胎儿过大，影响顺利分娩。

孕产要点

本月需要**重点补充的营养**

■ **富含锌的食物可帮助准妈妈自然分娩**

在孕期，锌能维持胎儿的健康发育，并帮助准妈妈顺利分娩。而胎儿对锌的需求量在孕晚期达到最高。因此，准妈妈需要多吃一些富含锌的食物，如瘦肉、紫菜、牡蛎、鱼类、黄豆、核桃等，尤其是牡蛎，其含锌量非常丰富。

■ **维生素K可防止分娩时大出血**

维生素K经肠道吸收，在肝脏产生出凝血酶原及凝血因子，有很好地防止出血的作用。准妈妈在预产期的前一个月应有意识地从食物中摄取维生素K，可在分娩时防止大出血，也可预防新生儿因缺乏维生素k而引起的颅内、消化道出血等。富含维生素K的食物有菜花、白菜、菠菜、莴笋、干酪、肝脏、谷类等。

孕产要点

如何根据产程**安排饮食**

■ **第一产程**

在整个分娩过程中所占的时间最长。虽然阵痛会影响到正常进食，但为了保证体力，准妈妈应吃些蛋糕、稀饭、烂糊面等柔软、清淡且易消化的食物，应多次进食，每次不宜太多。

■ **第二产程**

准妈妈可喝些糖水、果汁、菜汤、牛奶、藕粉等，以补充能量。这个阶段，鼓励吃一些高热量的流食或半流食。

■ **第三产程**

通常时间较短，不必勉强进食。若出现产程延长的现象，应给准妈妈喝些糖水、果汁。

孕前准备

每月变化

孕期检查

孕期营养

生活指导

孕期保健

孕期胎教

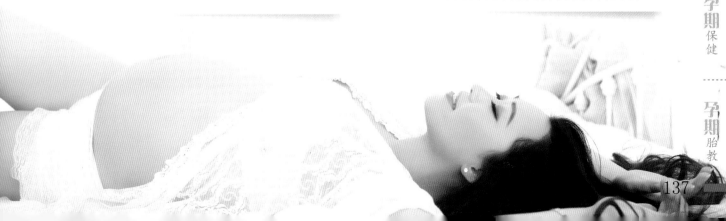

孕前准备
每月变化
孕期检查
孕期营养
生活指导
孕期保健
孕期胎教

产后食谱

黄豆猪骨汤

材料 猪脊骨350克，黄豆60克，蜜枣4颗，陈皮1/4个，姜3片，盐、胡椒粉各适量

做法 1.将猪脊骨斩件，放入滚水中煮4分钟，捞起洗净。

2.黄豆、蜜枣、陈皮洗净备用。

3.把所有材料放入锅内，加入清水，用大火煲滚后改用小火煲3小时，放入调料即可。

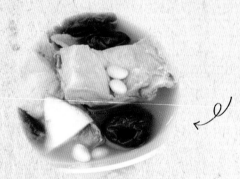

产后食谱

山药烧胡萝卜

材料 山药200克，胡萝卜40克，藕30克，香菇50克，豌豆30克，葱末、高汤、酱油、盐各适量。

做法 1.山药切成块，胡萝卜、藕切片，香菇切开。

2.油热后用葱花炝锅，将上述材料倒入煸炒。

3.加入高汤及调味料，煮熟即可。

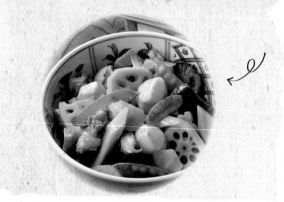

产后食谱

炒竹笋

材料 竹笋250克，瘦猪肉20克，红辣椒15克，植物油3大匙，香油、鸡精各1/2小匙，酱油、蒜、葱各2小匙。

做法 1.把竹笋剥开后切成长条，瘦猪肉切成丝，辣椒切条，把葱切粒，蒜头切成末。

2.将油锅烧热，先将葱、蒜末爆香。再放入竹笋、瘦猪肉丝、红辣椒翻炒。

3.最后加入鸡精、酱油、香油炒匀，即可入盘。

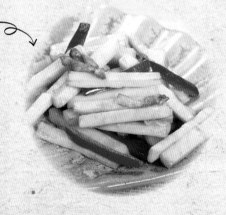

孕前 准备

每月 变化

孕期 检查

孕期 营养

生活 指导

孕期 保健

孕期 胎教

产后食谱

蘑菇炖豆腐

材料 嫩豆腐500克，鲜蘑菇45克，熟竹笋片30克，素汤汁适量，酱油10克，香油35克，盐、鸡精各适量。

做法 1.把鲜蘑菇削去根部黑污，洗净，放入沸水中焯1分钟，捞出，用凉水过凉，切成片。

2.将嫩豆腐切成小块，用沸水焯后，捞出待用，在砂锅内放入豆腐、笋片、鲜蘑菇片、盐和素汤汁，用中火烧沸后，转小火炖，加入酱油、鸡精，淋上香油即可。

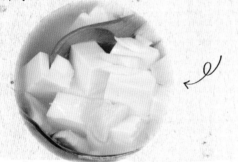

产后食谱

三色冬瓜丝

材料 冬瓜250克，胡萝卜、绿尖椒丝各150克，盐1小匙，鸡精1/2小匙，淀粉1大匙。

做法 1.锅置火上放油烧至三成热，倒入冬瓜、胡萝卜、绿尖椒丝略炒后装盘备用。

2.锅中放水烧沸后，将全部蔬菜倒入沸水中焯一下，去除油腻和涩水，用漏匙沥去水分。

3.锅内放少量油烧至八成热后，倒入全部调料加盐翻炒2分钟，用淀粉勾芡，起锅装盘即可食用。

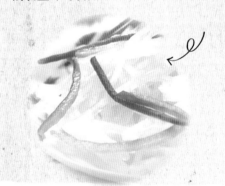

产后食谱

牛蹄筋炖萝卜

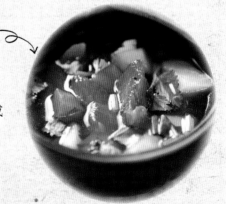

材料 熟牛蹄筋200克，白萝卜、胡萝卜各1个，香菜1小把。精盐1小匙，酱油、辣椒各适量，高汤1杯。

做法 1.将牛蹄筋切成块；胡萝卜、白萝卜洗净，去皮，切成菱形块，用沸水焯一下，捞出控水。

2.汤锅加入高汤，大火烧开，放入牛蹄筋、胡萝卜块、白萝卜块，加精盐、酱油、辣椒调味，继续煮10分钟，出锅前撒上香菜段，即可食用。

孕期营养 18

产褥期新妈妈**应该这样吃**

玉米是人们日常主食中最佳的营养保健品，是世界公认的"黄金作物"，无疑也是准妈妈保胎安胎的理想粗粮之一。

孕产要点

饮食清淡**且易消化**

在产褥期，新妈妈应吃些清淡且易消化的食物。在食物的烹饪上，宜采用蒸、炖、焖、煮等方式，而少用煎、炸的方法。

孕产要点

每日摄入**优质蛋白质**

充足、高质量的蛋白质供给才能使母乳分泌量充足。我国营养学会推荐，产妇每天蛋白质的供给量为95克。因此，新妈妈需要摄入更多的优质蛋白质，可适量多吃鸡、鱼、瘦肉、动物肝脏、鸡蛋、牛奶等。

孕产要点

有荤有素，**粗细搭配**

为了保证能摄入足够的营养素，新妈妈的饮食应多样化，荤菜、素菜要搭配着吃，并常吃些粗粮和杂粮。在小米、糙米、玉米粉里所含的B族维生素，要比精米、精面高出好几倍，对新妈妈的健康大有裨益。

孕产要点

注意**调护脾胃**

在产褥期，新妈妈应吃一些有利于健脾开胃、增进食欲、促进消化的食物，如山楂糕、红枣、山药、番茄等。

孕产要点

多进**食汤饮**

汤类味道鲜美，不仅易于消化吸收，还能促进乳汁分泌。新妈妈可以多进食各种汤饮，如鲫鱼汤、排骨汤、猪蹄汤、蛋花汤等。

孕产要点

多吃含钙、铁**丰富的食物**

处在哺乳期的新妈妈对钙的需求量很大，因此，要特别注意对钙的补充。奶和奶制品的含钙量最为丰富，且易于被人体吸收利用。虾皮、大豆、芝麻酱等也能提供丰富的钙质。

新妈妈还要多吃一些含铁丰富的食物，如动物肝脏、肉类、鱼类、菠菜、油菜等，以防止产后贫血。

产后食谱

番茄煎蛋

材料　番茄300克，鸡蛋150克。鸡精1克，盐2克，植物油20克。

做法　1.将鸡蛋打入碗内，略加盐，调成蛋液。

2.番茄用开水烫后，撕皮切片。

3.炒锅放油烧至六成热时，倒入蛋液，煎熟，加番茄片翻炒片刻，加盐及鸡精调味即可。

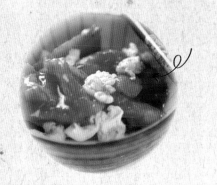

产后食谱

肉末炒豌豆

材料　鲜嫩豌豆300克，猪肉150克，植物油、酱油、盐、葱末、姜末各适量。

做法　1.将猪肉剁成末，豌豆洗净，控干水分。

2.将植物油放入锅内，热后下入葱末、姜末略煸，下入猪肉末并加入酱油煸炒，然后加入豌豆、酱油、盐，用大火快炒，熟后出锅即成。

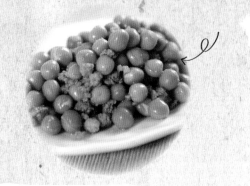

产后食谱

鸡肉白菜鲜汤

材料　鸡肉500克，小白菜250克，牛奶80毫升。植物油、葱花、料酒、鸡汤、盐、水淀粉各适量。

做法　1.将小白菜洗净去根，切成10厘米长的段；鸡肉切成块，用沸水焯透，捞出用凉水过凉，沥干。

2.油锅烧热，下葱花，烹料酒，加入鸡汤和盐，放入鸡肉块和小白菜段。

3.大火烧沸后，加入鸡汤、牛奶，用水淀粉勾芡，盛入盘内即可。

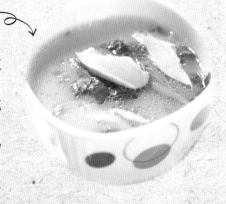

产后食谱

鸡蛋炒苦瓜

材料 苦瓜300克，鸡蛋3个，葱花5克，姜丝5克，盐10克，鸡精2克，白糖少许，植物油80克。

做法 1.将苦瓜去皮、去瓤、洗净，对剖成四瓣，再切成薄片，加入盐腌制10分钟后挤出苦水，用清水反复清洗几次，拧干备用。鸡蛋磕入碗中，搅散备用。

2.坐锅点火，下油烧热，倒入鸡蛋液炒成蛋花，盛出待用。

3.锅中留少许底油烧热，先下葱花、姜丝炒香，再放入苦瓜片、蛋花、盐、鸡精、白糖翻炒均匀，即可出锅。

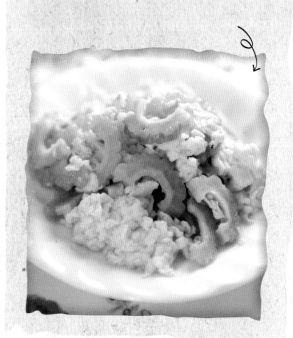

产后食谱

杏仁芦笋虾

材料 冻红虾500克，鲜芦笋300克。杏仁、姜丝、植物油、酱油各适量。

做法 1.将鲜芦笋洗净后，用刨刀削掉根部附近较老粗皮，切成段。冻红虾解冻后剪掉头部，去表皮剥成虾仁。

2.锅内加植物油至七成热，放入姜丝、芦笋段略炒一会儿。

3.加入剥好的虾仁、杏仁翻炒，加入酱油，调味即可。

芦笋有鲜美芳香的风味，膳食纤维柔软可口，能增进食欲，帮助消化。

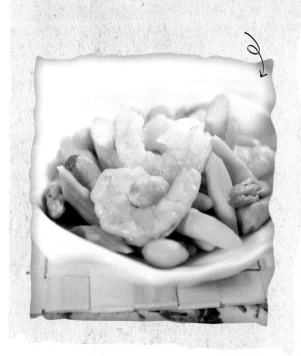

第五章

孕期
生活指导

孕期准妈妈除了定期产前检查之外，在衣、食、住、行以及工作和休息等方面都要适当安排，才能保证身体的健康和胎儿的正常发育。如何防辐射，又如何做好乳房护理……所有的疑问，在本章都会找到详尽的答案。

孕前准备

每月变化

孕期检查

孕期营养

生活指导

孕期保健

孕期胎教

生活指导 **1**

准妈妈**要呵护乳房**

孕中期要注意乳房的清洁，并在清洁完之后进行适当的乳房按摩，坚持到宝宝出生的时，就能顺利地进行母乳喂养了。

孕产要点

如何清洁和**按摩乳房**

◈ 清洗

用温水擦洗乳房，如果乳头结痂难以除掉，可以先涂抹一些植物油，待结痂软化后再用清水清洗干净。

◈ 热敷

用热毛巾对清洁好的乳房进行热敷，可以软化因乳腺增大出现的肿块，使乳房按摩达到更好的效果。

◈ 按摩

用双手手掌在乳房周围轻轻按摩1～3分钟，然后用五个手指轻轻抓揉乳房10～20次。每天坚持按摩能保证乳腺管畅通，促进乳房发育。

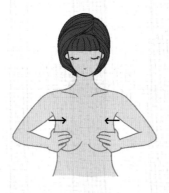

孕产要点

选择合适**的文胸**

怀孕阶段，乳房一般将增大两三个罩杯，但乳房是从下半部往外扩张的，与普通罩杯的比例不同，因此最好选择专门的准妈妈胸罩，并随着不同阶段的变化随时更换调整。

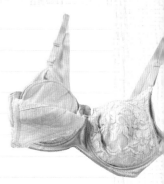

如何选择合适的文胸	
大小	选择和乳房紧密贴合的文胸，以乳房没有压迫感为宜
面料	以透气性较好的棉布质地为最佳选择
触感	选择皮肤触感柔软的文胸，一些三无产品或可疑产品最好不要购买
使用	准妈妈代谢旺盛，平时要勤洗内衣，保持干净整洁；晚上睡觉时要脱掉文胸，放松一下乳房

孕产要点

缺陷乳头矫正法

有的准妈妈的乳头过短或者凹陷，或者有裂纹，这些都不利于日后给宝宝哺乳，因此应该从怀孕4个月开始，采用适当的方式对乳头进行矫正。具体方法如下：

🌿 清洗乳头

凹陷的乳头容易藏污纳垢，应先将乳头用温开水清洗干净，如果结痂不易清洁，可以先涂抹一些植物油等到其软化后再来清洗。

🌿 轻拔乳头

将双手清洗干净，然后用手捏出乳头，轻轻牵拉几下，停留一段时间；如果是凹陷型乳头，可以在乳晕周围轻轻推压，将乳头挤出。并可在乳房上进行适当地按摩。

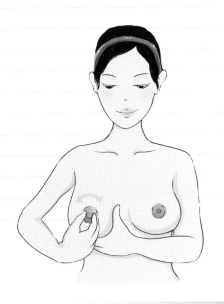

🌿 牵拉乳晕皮肤

在乳头两侧各放一根手指，先上下然后左右，轻轻地往相反方向牵拉乳晕皮肤及下面的组织。每日2～3次，每次牵拉5分钟左右。

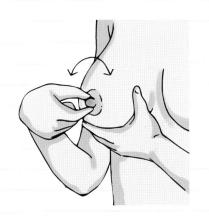

🌿 使用乳头吸引器

准妈妈还可用乳头吸引器将乳头吸出，并维持一段时间，每天进行两次。使用这种方法可能会引起宫缩，因此子宫敏感、宫缩频繁，或者有过流产史、早产史的孕妇要慎用。

🌿 通畅乳腺管

为保证乳腺管开通，乳汁分泌流畅，从怀孕8个月起，要挤出初乳。这样可以预防溢乳、乳头破裂、乳汁分泌不足等情况的发生。但挤乳时如果出现子宫收缩，应该中止或暂缓进行。

孕前准备

每月变化

孕期检查

孕期营养

生活指导

孕期保健

孕期胎教

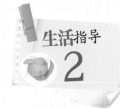

生活指导
2

什么**睡姿好**

准妈妈睡眠的姿势与母子健康关系十分密切，但也不要因为"应该采取左侧卧位睡眠"，而降低了睡眠质量。准妈妈只要注意一些睡姿细节，保证好睡眠就够了。

孕产要点

孕期各阶段**适宜睡姿**

🌲 孕早期

早期准妈妈的睡眠姿势可随意，采取舒适的体位即可，如仰卧位、侧卧位。

🌲 孕中期

此期应注意保护腹部。若准妈妈羊水过多或双胎妊娠，采取侧卧位睡姿较为舒适。若准妈妈感觉下肢沉重，可采取仰卧位，用松软的枕头稍抬高下肢。

🌲 孕晚期

此期最好采取左侧卧位。下腔静脉位于腹腔脊椎的右侧，若准妈妈右卧，子宫会压迫下腔静脉，血管受到牵拉，从而影响胎儿的正常血液供应。

孕产要点

来自准妈妈的**睡姿经验谈**

1.当躺下休息时，要尽可能采取左侧卧位。这样可减少增大的子宫对腹主动脉、下腔静脉和输尿管的压迫，增加子宫血流的灌注量和肾血流量，减轻或预防妊高征的发生。

2.感到舒服的睡眠姿势是最好的姿势，不要因为不能保持左侧卧位而烦恼。每个人都有自我保护能力，准妈妈也一样。如果仰卧位压迫了动脉，回心血量减少导致供血不足，准妈妈会在睡眠中改变体位，或醒过来。

3.使用一些辅助睡眠的用品，如侧卧睡垫和靠垫。舒适靠垫和睡垫，可以贴合准妈妈腰部的曲线，而且可以按摩腰部，减轻腰部压力，缓解腰部不适。

4.不要长时间站立、行走或静坐；坐着时，不要靠在向后倾斜的沙发背或椅背上，最好是坐直身体。

孕前准备
每月变化
孕期检查
孕期营养
生活指导
孕期保健
孕期胎教

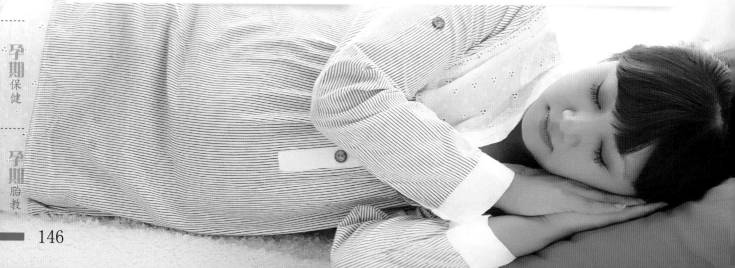

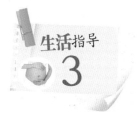

生活指导 3

怀孕后 **该怎么工作**

准妈妈边工作边孕育着胎儿，并不是一件容易的事情。得到周围人的理解，保持良好的人际关系是很重要的。因为怀孕不知不觉中会给周围人带来麻烦。周围人都在协助你工作，自己更要做好自己的事情，不给大家添麻烦。

孕产要点

孕期**处理好工作**

知道怀孕后，要尽早报告给上司。商谈好，什么时候停止工作，什么时候复职。做好之后的工作进程安排，自己产假时的继任者的安排等，但是绝对不要勉强工作。

定期的健康检查和出现意外事件而给周围人带来麻烦后，要认真道歉。

此外，如出现因身体不适等原因而比预定时期提早休产假的情况，就要早早交代好工作，和后任同事做好充分的交接，保证在自己休假期间工作顺利进行。

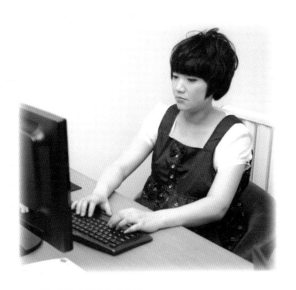

孕产要点

工作期间的**安全战略**

工作的准妈妈不要在办公室里坐摇椅，可能导致失去平衡继而跌倒。准妈妈背部下方和骨盆的肌肉会拉紧，长时间工作会出现酸痛现象，所以做做运动非常有必要。

改善颈痛

颈部先挺直前望，然后弯向左边并将左耳尽量贴近肩膀；再将头慢慢挺直，右边再做相同动作，重复做2～3次。

改善肩痛

先挺腰，再将两肩往上耸贴近耳朵，停留10秒钟，放松肩部，重复动作2～3次。

改善"腹"荷：将肩胛骨往背内向下移，然后挺胸停留10秒钟，重复动作2～3次。

孕产小提示

◎工作期间困了怎么睡觉

准妈妈在怀孕初期，容易疲倦，在某个时间特别想睡觉。想睡就睡，没必要坚持清醒，劳逸结合才能更好地工作，这对胎儿和准妈妈的身体也有好处。把准妈妈疲倦嗜睡的情况和上司、同事都讲一讲，尽量得到他们的体谅。如果公司有空闲的小会议室，准妈妈在里面准备一把躺椅，困时就休息一会儿。

孕前准备

每月变化

孕期检查

孕期营养

生活指导

孕期保健

孕期胎教

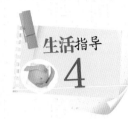

生活指导
4

孕期失眠怎么办

孕期准妈妈大多睡眠会不好，可以听轻松舒缓的音乐，看愉悦身心的风光片，放松训练来解决；若长期失眠，一定要及时请医师诊治。

孕产要点

孕期失眠原因

🌿 激素变化

怀孕初期激素变化明显，此时睡眠品质受激素的影响最剧，准妈妈容易因为激素的改变，变得容易失眠。

🌿 早孕反应

准妈妈在孕早期由于体内黄体素增加，使得胃部平滑肌松弛，减慢食物消化、吸收的速度，因而出现早孕反应，睡眠常因食道逆流或恶心呕吐受到影响。

🌿 腰酸背痛

孕晚期，子宫扩大明显，准妈妈的重心前移，下背部会承受较大的压力，容易感到腰酸背痛，影响睡眠。

🌿 睡姿不正、呼吸不顺

孕晚期，胎儿向上顶到横隔膜，准妈妈常会因此感到呼吸不顺，呼吸不顺也会影响睡眠质量。只要准妈妈调整姿势，让呼吸变得较为顺畅后，都不致影响胎儿和母体。

🌿 夜间尿频

孕早期可能有一半比例的准妈妈有频尿的问题，但是到了孕晚期，又将近八成的准妈妈为频尿所困扰。这样的症状会严重影响准妈妈的睡眠质量。

🌿 半夜抽筋

许多准妈妈到了孕晚期常常会有抽筋的症状，因而引起影响睡眠的品质。

🌿 饮食习惯改变

饮食习惯的改变，也会影响孕期睡眠品质的好坏。所以，均衡的饮食很重要。

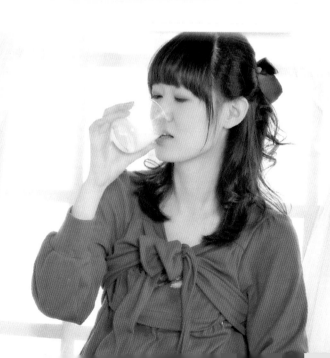

孕前准备

每月变化

孕期检查

孕期营养

生活指导

孕期保健

孕期胎教

孕产要点

孕期失眠对策

寻找失眠原因

造成失眠的因素颇多，只要稍加注意，不难发现。原因消除，失眠自愈，对因疾病引起的失眠症状，要及时求医。不能认为"失眠不过是小问题，算不了病"而延误治疗。

保持良好睡眠习惯

睡姿及周围环境等因素都很重要，参见上一页。

闭目入静法

上床之后，先合上双眼，然后把眼睛微微张开一条缝，保持与外界有些接触，虽然，精神活动仍在运作，然而，交感神经活动的张力已大大下降，诱导人体渐渐进入睡意朦胧状态。

食疗法

1.食醋一汤匙，倒入一杯冷开水中饮之，可以催眠入睡并睡得香甜。

2.经常失眠者，用莲子、龙眼、百合配秫米(粟米)熬粥，有令人入睡的疗效。

3.心虚、多汗、失眠者，用猪心一个切开，装入党参、当归各25克，同蒸熟，去药，吃猪心并喝汤，有良效。

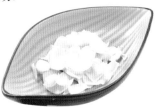

4.临睡前吃苹果一个。或在床头柜上放上一个剥开皮或切开的柑橘，让失眠者吸闻其芳香气味，可以镇静中枢神经，帮助入睡。

5.洋葱适量捣烂，装入瓶内盖好，临睡前放在枕边嗅闻其气，一般在片刻之后便可入睡。

6.睡前饮一杯加糖的热牛奶，据研究表明，能增加人体胰岛素的分泌，增加氨酸进入脑细胞，促使人脑分泌睡眠的血清素；同时牛奶中含有微量吗啡样式物质，具有镇定安神作用，从而促使人体安稳入睡。

音乐理疗

聆听平淡而有节律的音响，例如：火车运行声、蟋蟀叫、滴水声以及春雨淅沥淅沥声音的磁带，或音乐催眠音带，有助睡眠，还可以此建立诱导睡眠的条件反射。

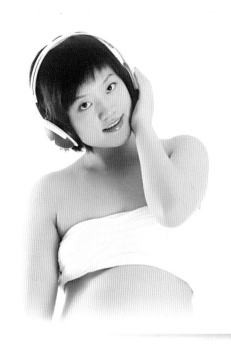

孕前准备
每月变化
孕期检查
孕期营养
生活指导
孕期保健
孕期胎教

生活指导 5

工作和生活中规避辐射危害

准妈妈在怀孕前3个月最好不要碰电脑，即使是别人操作的电脑，也要与它保持距离。复印机的线圈、电线圈和马达都是有辐射的，激光打印机的硒鼓是有辐射的，所以在操作时，身体不要贴着或靠着机器，最好距离30厘米。

孕前准备

每月变化

孕期检查

孕期营养

生活指导

孕期保健

孕期胎教

孕产要点

切忌家电集中放置

家用电器集中摆放容易使人受到双倍或多倍的辐射危害。

一般情况下一种电器的辐射危害可能是人体能够承受的，但如果在一个相对集中的环境中同时使用两种或多种电器，势必会超过人体的承受限度。因此，建议电脑、电视、电冰箱等家用电器分开摆放，且不宜摆放在卧室中。

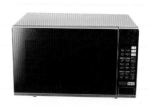

孕产要点

安全隐患在电脑的后面

电脑的后面辐射强度最大，左右两面次之，相对其他三面，正面的辐射反而最弱。

所以，规避电脑辐射的重点是看工作、生活中常常逗留的地方是否有电脑其他三面正对着准妈妈这样的安全隐患存在。

孕产要点

用盛水容器降低辐射

在可能的情况下建议用玻璃容器或塑料容器盛水放置在辐射源边，可有效降低辐射强度。特别注意，盛水的容器不可使用金属的。

孕产要点

减少开机时间

此处指的是准妈妈可以安全食用的，可以抗辐射的，比较常见的食物有番茄、西瓜、红葡萄、杏、石榴、木瓜、紫苋菜、黑芝麻等。

孕产要点

使用电脑后及时清洁手和脸

准妈妈养成这种好习惯，可以有效避免肌肤色素沉着、产生斑疹或引起其他皮肤病变等等。

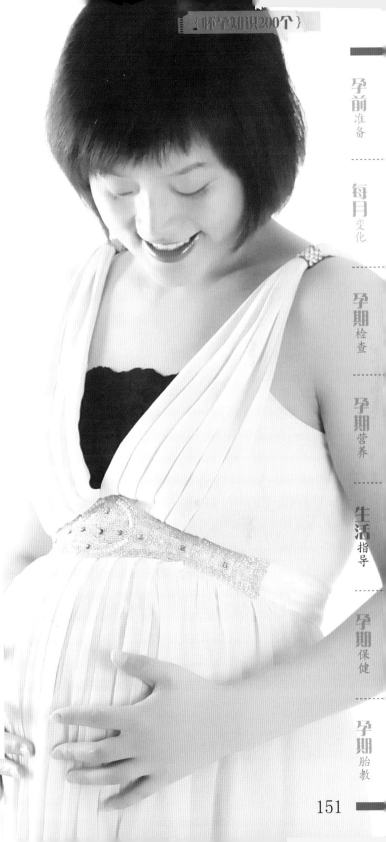

孕产要点

防辐射服**的选用**

怎样选择面料

目前市面上制作防辐射服的面料主要有两种，即不锈钢纤维和碳素纤维。从防辐射的角度来讲，前者优于后者。所以，准妈妈在购买时要注意面料的区分。

如何辨别真伪

首先是用手摸，如果手感较硬，一般质量就不可靠。其次，正规厂家生产的防辐射服都会随产品配有一小块单独的面料，如果将这块面料用火烧过，能看到一层密密的金属网的便是真的使用不锈钢纤维纺织的。此外，还可以用防辐射服将手机包住，包裹的厚度与严密度就像将手机装在衣服口袋中为宜，如果手机没有信号，就可以证明防辐射服的品质不错。

洗涤方法

为了减少对防辐射效果的影响，建议尽量少洗为宜。在洗涤的过程中水温不能超过90℃，可使用中性的洗涤剂（不可漂白或使用带有漂白成分的洗涤剂）轻揉手洗。洗后不要拧干，要直接悬挂晾干。熨烫时要用中温或参考衣服上的标记。

样式的选择

一般较为常用的是背心款，但通常情况下根据不同人群和季节的需要也有短裙款、长袖款、吊带款、兜肚款等选择。

生活指导 **6**

准妈妈**如何选择衣物**

如何选择一款适合自己的孕妇装，成了准妈妈们尤为关心的问题。孕妇装的质量一定要好，还要合体、舒适，价格以能接受就可以。

孕前 准备

每月 变化

孕期 检查

孕期 营养

生活 指导

孕期 保健

孕期 胎教

孕产要点

如何选购**孕妇装**

平时以居家为主的准妈妈，那么可以选择休闲类孕妇装比较舒适；如果是需要上班的职业女性，那么根据需要就要购买职业孕妇装会显得比较专业。

选购时一定不可贪图便宜，购买一些低廉的孕妇装，这种衣服材质无法保证，最好是从有品牌的专门的准妈妈服装店购买。

如果有亲戚朋友闲置的孕妇装，也可以淘换一些；还有一些可以换购的网站和机构。

孕产要点

准妈妈鞋**选择标准**

1. 尺码比脚长多出约1cm；
2. 松软透气，鞋底防滑；
3. 鞋头偏圆，大小适中，不压迫也不过于宽松；
4. 鞋跟高度在2～3厘米，后跟宽大，支撑稳当；
5. 避免高跟鞋，易使准妈妈崴脚或摔跤，也更加重腰痛；
6. 避免系带的鞋子，准妈妈穿脱不方便；魔术粘贴带式或可调整宽度的鞋子较佳。

孕产要点

内裤的**选择与使用**

● 选择纯棉材质

准妈妈的代谢旺盛，阴道分泌物也增多，因此选择透气性好、吸水性强以及触感柔然的纯棉内裤最为合适。纯棉内裤属于纯天然产品，安全性也比较高。

● 早用准妈妈专用内裤

大部分准妈妈专用内裤有活动腰带的设计，方便准妈妈根据腹围的变化随时调整内裤的腰围大小。

● 孕晚期考虑托腹内裤

进入孕晚期后，变大的子宫往前倾斜而使腹部更加突出，此时选择一些有前腹加护功能的内裤会更加舒适一些。托护部位的材质应富有弹性，不易松脱，即使到后期也不觉得勒。

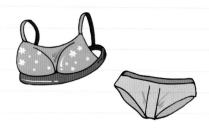

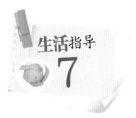

日常生活中的动作姿势规范

怀孕了，准妈妈的行动也越来越不方便了，所以自我保护意识也应该加强了。即使是日常小动作也不可疏忽大意，以免给胎宝宝带来伤害。

孕产要点

蹲下拿东西

准妈妈将放在地上的东西拿起或将东西放在地下时，不用采取不弯膝盖，只弯腰的姿势和动作。要屈膝落腰，完全蹲下，或单腿跪下，把要拿的东西紧紧地靠住身体，伸直双膝拿起。

孕产要点

站姿

走路的时候眼睛不要看地面，视线应该呈斜上45°。下巴放松，脖子伸直。

肩膀下沉，不要弓背，手臂前后摆动。

走路时扭动骨盆，走路的时候就能够自然扭胯。

孕产要点

上下楼梯

妊娠期，准妈妈上下楼梯时，要看清楼梯，一步一步地慢慢地上下，整个脚掌都必须踩在楼梯上，不可只用脚尖踩楼梯，也不要猫腰或过于挺胸腆肚，只需伸直背就行。妊娠后期，隆起的肚子遮住了视线，上下楼梯时，更要注意千万别踏偏或踏空，踩稳了再走，如有扶手，一定要扶着走。

孕产要点

坐姿

如果是直接坐在地板上的话，一般不采用容易导致背部和骨盆出现歪斜的横向姿势，建议盘腿坐。

坚持伸脖子，下巴不要用力，肩膀下沉。

背部挺直，用腹肌的力量支持腹部，尽量使内脏都处在正确的位置。

保持骶骨和地面垂直，保持骨盆左右对称，不要出现歪斜。

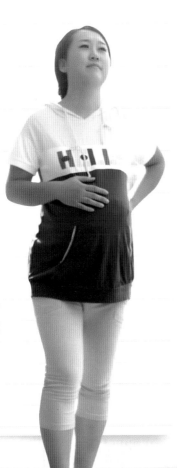

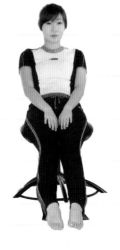

孕前准备

每月变化

孕期检查

孕期营养

生活指导

孕期保健

孕期胎教

孕前准备

每月变化

孕期检查

孕期营养

生活指导

孕期保健

孕期胎教

生活指导 **8**

准妈妈**要注意皮肤护理**

怀孕后准妈妈的皮肤可能变得比以前更好，皮肤变得光滑、细致。也有可能会变得很干很糙，或者更加油腻。

孕产要点

皮肤的**日常护理**

避免长时间阳光直射，外出时可以涂抹一些防晒霜阻挡紫外线的伤害。

饮食尽量清淡，多吃含维生素B_2、维生素B_6丰富的食物，促进皮肤新陈代谢。

多吃含维生素C的蔬菜水果，减少色素沉淀。平时做好保湿护理，每日早晚各一次。

对腹部和其他易干燥部位，平日做好滋润保湿工作。

化妆品使用指南	
1	所有的化妆品都要避免含有激素、铅、铜、汞等物质
2	所有的化妆品以无香料、低酒精、无刺激性为最佳
3	使用平时用惯的不过敏、高质量的滋润保湿型产品
4	外出可以涂抹一些带防晒功能的粉底液，平时尽量不用美白类产品
5	孕早期忌化妆，中后期可以偶尔化个淡妆

孕产要点

脸部皮肤**的保养**

■ 清洁加保湿

使用温和无刺激的洁面产品，早晚各清洁一次。清洁皮肤后使用温和的保湿乳液或乳霜，滋润皮肤。

■ 控痘

有些准妈妈在孕期会发痘痘，此时宜使用天然植物类的护肤品进行保湿，既清爽也无负担，切忌使用祛痘产品。尤其怀孕前3个月，祛痘产品中的某些活性成分对胎儿的影响还未定论。

■ 防晒

准妈妈长时间在户外时一定要涂抹防晒霜，防止紫外线照射产生晒斑。但要选择纯物理防晒的产品，保证安全。

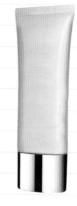

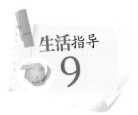

生活指导
9

准妈妈**的出行策略**

挺着骄傲的肚子，是准妈妈人生中最美妙和幸福的日子。但大肚子带来的除了快乐与惊喜，还有许多许多的不便和麻烦。如何让大腹便便的生活变得更轻松和安全？不妨看看下面的建议，或许正是你所需要的。

孕产要点

准妈妈**公交族**

虽贵为"准妈妈"，可不能整天闷在家里不出门呀，上班、购物、探亲访友一样也不能少，孕早期担心胎儿保不住，孕中期大腹便便行动不便，到了孕晚期更是担心小家伙不知何时"大驾光临"，那么，给准妈妈几个出行的小"处方"，确保安全、减少不适。

准妈妈上班路上要注意的事情很多。在选择使用交通工具时需要学会保护自己和腹中的胎儿。乘坐公交车是最经济而且安全的选择。

孕产小提示

◎准妈妈的乘车策略

在有些公交车的专门位置设立了"准妈妈专座"，可见准妈妈中有相当大一部分是"公交族"。乘公交车比较方便、省体力，但仍有些特殊情况应注意。乘车时间应该避开上下班高峰，以免因为空气质量差而加重恶心的感觉。公交车后部比前部颠簸得厉害，所以应该选择前面的座位。

孕产要点

准妈妈**自驾族**

如果准妈妈自己开车，那么，无论何时都要注意避免紧急刹车摇晃到肚子，更应留心安全带的位置，不要紧紧地勒在腹部，让胎儿"忍辱负重"。要适当挪移安全带，避开"危险地带"。

许多准妈妈驾车时习惯前倾的姿势，这样会产生腹部压力，压迫子宫，特别是在怀孕初期和怀孕七八个月时，最容易导致流产或早产。另外，怀孕期间准妈妈的神经比平时更敏感，容易疲劳、困倦、情绪不稳定。

驾驶汽车过程中如果精神过分地专注，疲劳感就会加强。怀孕期间若是短距离驾驶，不要采取前倾的姿势驾驶；如果路况不好，放弃驾驶比较安全。

长时间乘坐汽车会使胎儿处于长时间的震动状态，准妈妈也容易发生下肢水肿，所以喜欢自驾游的准妈妈看来要暂时"收敛"了。如果避免不了长时间行车，建议在行车过程中每隔一段时间（1小时左右）停车进行适当的活动，以保持血液循环顺畅。

孕前准备

每月变化

孕期检查

孕期营养

生活指导

孕期保健

孕期胎教

生活指导 10

孕期 洗澡要注意

准妈妈在怀孕早期洗澡时室温不宜过高，以皮肤不感到凉为宜。准妈妈尤其不能洗冷水浴或蒸桑拿，因为过冷会影响准妈妈的血液循环，不利于母体健康及胎儿发育；而水温或室温过高，则可能因为缺氧导致胎儿发育不良。

孕产要点

孕期洗澡应注意什么

▪ 温度适宜

准妈妈洗澡时水温应适中，水温控制在38℃左右，不宜过冷也不宜过热。水温过凉会刺激准妈妈的子宫收缩，造成早产、流产等。水温过热会使准妈妈体温暂时升高，对胎儿的脑细胞造成危害。脑神经细胞死亡后是不能再生的，只能靠一些胶质细胞来代替。这些胶质细胞缺乏神经细胞的生理机能，因而会影响智力和其他脑机能，所以准妈妈洗澡的水温一定要适宜。

▪ 时间要适度

在浴室内沐浴，准妈妈容易出现头昏、眼花、乏力、胸闷等症状。这是由于浴室内的空气逐渐减少，温度又较高，氧气供应相对不足。加之热水的刺激，会引起全身体表的毛细血管扩张，使准妈妈脑部的供血不足。同时，胎儿也会出现缺氧、胎心率加快，严重者还可使胎儿神经系统的发育受到不良影响。因此，准妈妈在进行热水浴时，每次的时间应控制在20分钟以内为佳。

▪ 淋浴最好

怀孕后，身体的内分泌功能发生了多方面的改变，阴道内具有灭菌作用的酸性分泌物减少，体内的自然防御功能降低，对外来病菌的杀伤力大大降低，泡在水里有可能引起病菌感染，甚至造成早产。因此最好采取淋浴方式，千万不要贪图舒适而把自己整个儿泡在浴缸里。

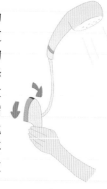

孕产要点

孕期不宜去公共浴室洗澡

公共浴室里往往门窗紧闭、温度较高、人员较多、空气混浊、室内含氧很少。准妈妈不但行动不便，而且需氧量较大，往往会因空气混浊、人员拥挤、氧气不足而晕倒；胎儿也往往会因缺氧而发生意外。由此可见，为了准妈妈和胎儿的安全，准妈妈在冬季最好不要去公共浴室洗澡。

孕前准备

每月变化

孕期检查

孕期营养

生活指导

孕期保健

孕期胎教

第六章

孕期保健

孕期要注意卫生保健，预防各种疾病，尤其流感、风疹、带状疱疹、单纯疱疹等病毒，这些病毒对胎儿危害最大，可通过胎盘侵害胎儿，导致胎儿生长迟缓等。因此，孕期预防疾病，防止病毒感染非常重要。

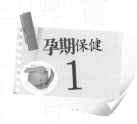

孕期保健 1

孕期 便秘怎么办

孕期便秘的发生以怀孕后期最为严重，主要是因为孕期分泌大量的黄体酮，它可以使子宫平滑肌松弛，同时也使大肠蠕动减弱。由于子宫不断增大，压迫到大肠，造成血液循环不良，因而减弱了排便的功能，容易造成便秘。

孕产要点

孕期便秘的原因

1.体内分泌大量的孕激素，引起胃肠道平滑肌肌张力减弱，肠蠕动减慢。

2.怀孕后期，不断变大的子宫压迫直肠。特别是妊娠晚期，胎头入盆后，直肠受到的机械性压力越来越大。

3.一些含铁的营养补充剂会加重便秘。

4.准妈妈在没怀孕时就有便秘的毛病，怀孕后行动不方便，加上痔疮发作疼痛，使得自己有意识减少排便。

5.怕摄入营养不够，进食大量高蛋白、高脂肪的食物，而忽视了蔬菜的摄入。

6.怕活动会伤了胎气，锻炼和活动太少。

孕产要点

孕期便秘的影响

孕期便秘可能会导致或加重痔疮，但通常不会造成很严重的影响，大多数情况下都会在分娩后不久痊愈。

如果便秘很严重，并且伴随着腹部疼痛、间隔腹泻，或者排出黏液或出血，应该马上去医院检查。

孕产要点

远离便秘的饮食原则

应该多摄取的食物	
纤维多的	山芋、粗粮、各种绿叶蔬菜
残渣多的	韭菜、芹菜、海带
水分多的	雪梨等富含水分的水果
能促进肠蠕动的	蜂蜜、香蕉、芋头、酸奶
含有维生素B,的	粗粮谷物

应该少吃或不吃的食物	
不易消化的	辣椒、莲藕、蚕豆、荷包蛋、糯米
不适宜孕期吃的水果	菠萝、柿子、桂圆、橘子

孕前 准备

每月 变化

孕期 检查

孕期 营养

生活 指导

孕期 保健

孕期 胎教

孕前 准备

每月 变化

孕期 检查

孕期 营养

生活 指导

孕期 保健

孕期 胎教

孕产要点

怎样治疗和预防便秘

✿ 多补充水分

每天至少要喝6~8杯。每天喝杯果汁，也能有所帮助，特别是西梅汁，对治疗孕期便秘的效果比较好。

✿ 经常锻炼

散步、游泳、自行车健身器和瑜伽都能缓解便秘，而且会让你感觉更加健康。

✿ 三餐饮食正常

特别是早餐一定要吃，避免空腹，并多吃含纤维素多的食物，比如糙米、麦芽、全麦面包、牛奶，还有新鲜蔬菜、新鲜水果，尽量少吃刺激、辛辣食品，不要喝碳酸饮料。

✿ 充足睡眠，适量活动

多活动可增强胃肠蠕动。另外，睡眠充足、心情愉快、精神放松都是减轻便秘的好方法。

✿ 保证每天都吃一些高纤维素的食物

包括麦片、全麦面包、新鲜水果、新鲜蔬菜等。

孕产小提示

◎便秘严重会引起痔疮

怀孕后由于肠蠕动减弱、全身运动量减少及增大的子宫往往压迫直肠，易发生便秘。有的准妈妈甚至数天不排大便，尤其是在孕晚期便秘更为严重。表现为大便带血或便后滴血，或伴有肛内肿物脱出肛门外，肛门肿痛下坠及肛周瘙痒等不适症状。

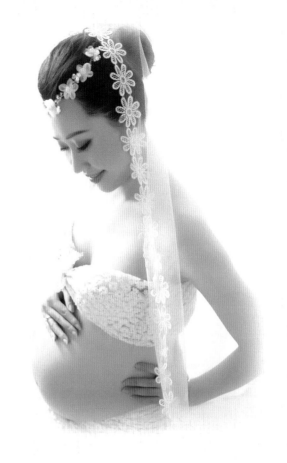

✿ 切忌忍着不排便

准妈妈要一有便意就去厕所排便。因为粪便在体内积存久了，不但造成排便不易，也会影响食欲。建议有便秘问题的准妈妈每天多喝凉开水或牛奶刺激大肠蠕动，或是早晨起床后马上喝一杯凉开水或牛奶，这都是帮助排便的好方法。

✿ 科学服铁剂

如果便秘是因为服用了铁剂的话，应尽量避免服用。可以咨询医生，是否可以服用铁剂，或者有没有其他的替代品。

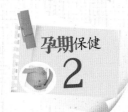

孕前准备
每月变化
孕期检查
孕期营养
生活指导
孕期保健
孕期胎教

孕期保健 2

孕期**牙龈出血怎么办**

准妈妈牙龈出血是由于准妈妈体内的黄体酮含量增高及口腔供血量增加，导致牙龈毛细血管扩张、弯曲、弹性减弱、血液淤滞等原因而引起。不过放心，绝大部分的牙龈出血现象会在产后消失。

孕产要点

孕期牙龈容易出血**的原因**

✿ 黄体酮的增加引起牙龈问题

女性怀孕后，由于体内的雌激素和孕激素增多，使牙龈的毛细血管扩张、弯曲、弹性减弱，导致血液淤滞，引起牙龈炎。

此种现象一般以妊娠第2~3个月和分娩前两个阶段最为严重，产后由于体内雌激素、孕激素减少，症状会自行消失。

另外，牙龈上可能会长一些良性小肿块，刷牙时会出血，这就是妊娠性牙龈瘤。它对人体没有什么伤害，但是会在精神上给人造成恐慌。它一般会在宝宝出生后消失，如果在怀孕期间影响到咀嚼和刷牙，也可以在孕期把它切除。

✿ 血液供给的增加

血液供给增加后，牙龈更容易和牙菌斑中的细菌起反应。

孕产小提示

◎ **什么情况下应积极就医**

1. 牙疼。
2. 牙龈经常出血并引发疼痛。
3. 牙龈肿胀、牙龈萎缩、持续口臭、牙齿松动、口腔中出现不明肿块等。

孕产要点

牙龈出血对怀孕**有影响吗**

口腔里的病菌或炎症产物通过受伤处侵入血液，通过胎盘传播，污染羊水，直接危害胎儿的健康与成长，引起早产或流产。

母亲牙龈出血感染胎儿，会使胎儿患先天性心脏病，还可能影响婴儿的大脑发育。

牙龈疾病比较严重的人更容易患心脏病和中风，准妈妈患这些疾病会增加难产的几率。

孕产要点

缓解牙龈出血**的方法**

1. 勤刷牙，保持口腔清洁。
2. 多喝牛奶，补充钙质。
3. 选用软毛牙刷。
4. 不要喝碳酸饮料或含糖饮料，减少或干脆不吃甜的零食。
5. 多吃富含维生素C的新鲜水果和蔬菜，也可以服用维生素C片。

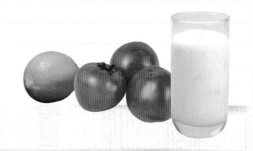

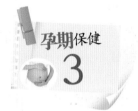

孕期尿频怎么办

很多准妈妈在怀孕初期的时候出现尿频的现象，甚至很多人是在发现尿频而去医院检查的时候才发现自己怀孕的。其实尿频是怀孕期间大多数准妈妈必经的阶段。

孕产要点

孕期尿频的原因

妊娠后血容量明显增加，使肾脏负担增加，尿液生成增加，需要不断地排空膀胱。

膀胱在子宫的前方。在妊娠早期，子宫体积增大但又还没升入腹腔，在盆腔中占据了大部分空间，将膀胱向上推移，因此刺激膀胱，引起尿频。

妊娠晚期，胎儿降至骨盆腔，压迫膀胱，使膀胱容量减少，贮尿量明显减少，排尿次数增多，1～2小时排尿1次。

孕产要点

孕期尿频正常吗

尿频是孕期正常的生理现象，一般在分娩后几天消失，具体的表现为：

1. 小便次数增多，白天解尿超过7次，晚上解尿超过2次，且解尿的间隔在2个小时内。

2. 小便时没有尿急、尿痛、发热、腰痛等现象。

3. 尿色正常，不浑浊，没有血尿现象。

孕产要点

尿频的应对方法

避免仰卧位

休息时要注意采取侧卧位，避免仰卧位。侧卧可减轻子宫对于输尿管的压迫，防治肾盂、输尿管积存尿液而感染。

不要憋尿

憋尿会使膀胱被撑大，失去弹性，另外，会使身体产生的废物排不出去，还可能引起尿毒症。

使用护垫

没能及时上厕所，就有可能尿在裤子上，使用护垫，就能避免这种意外发生。但是，一定要经常更换护垫，防止细菌感染。

孕产小提示

◎尿频可能是其他疾病的征兆

如果在排尿时感到疼痛或伴有烧灼感，或者尽管有很强烈的排尿感觉，但是每次只能尿出几滴，准妈妈就应该去医院就诊了，因为这很可能是尿路感染的先兆。

孕前准备

每月变化

孕期检查

孕期营养

生活指导

孕期保健

孕期胎教

孕前 准备

每月 变化

孕期 检查

孕期 营养

生活 指导

孕期 保健

孕期 胎教

孕期保健
4

孕期**头疼怎么办**

怀孕后体内控制血流的雌激素变化很大。怀孕很容易引起精神紧张和焦虑，这也会导致自主神经功能紊乱，因而出现头痛。

孕产要点

孕期头疼**的原因**

🌳 激素改变

由于激素的变化，头痛在孕早期是很常见的。血压的变化可能会引起紧张型头痛。如果平常就容易出现头痛或偏头痛，在孕早期头痛的次数可能会增多。不过也有许多女性发现，在怀孕的时候，她们的头痛现象反而有所好转。

🌳 身体或环境不适

疲劳、饥饿、压力过大、缺乏新鲜空气和运动过量，都可能对准妈妈头痛的次数和强度产生影响。

🌳 鼻窦充血

鼻窦充血也可能导致集中于颧骨后部的头痛。有时候，孕期中孕妈妈的视力可能由于眼部周围压力的变化而受到影响，眼疲劳能导致眼内和眼周围或更大范围的头痛。

孕产要点

什么时候准妈妈**应该去医院**

1. 在孕中期或孕晚期出现严重头痛或首次头痛。需要马上检查，确保没有患先兆子痫。

2. 如果曾经有高血压或血压上升的症状，即使只感到轻微的头痛，也要立刻就诊。

3. 感到突然地"爆炸性"的头痛，或者剧烈的头痛，持续不断的头痛。

4. 头痛同时伴有发烧和颈部僵硬。

5. 头痛越来越严重，并出现了：视觉模糊或视觉异常、说话含混不清、困倦、麻木等现象。

6. 摔倒并撞到头部后引起头痛。

7. 头痛伴有鼻塞，并且眼睛下方有疼痛和压迫感，或者面部的其他部位疼痛，甚至牙疼。

8. 出现剧烈的头痛，同时伴有呕吐，有时甚至是呈喷射状的剧烈呕吐。

孕前准备

每月变化

孕期检查

孕期营养

生活指导

孕期保健

孕期胎教

孕产要点

怎样缓解和治疗头疼

🌿 放松情绪

以平静的心态面对怀孕，了解怀孕、分娩是一个自然的过程，不要紧张。多读些准妈妈杂志、书籍或听些适合准妈妈的音乐，对于调节自主神经功能都有一定的帮助。

🌿 远离嘈杂的环境

应该尽量远离像KTV、现场演唱会这样吵闹的地方。

🌿 饮食均衡，充分休息，规律作息

饮食以清淡的口味为主，不要刻意进补。多吃新鲜蔬果，切忌因怀孕而刻意吃大鱼大肉。白天应该多喝水，每晚保证至少有6～7小时的睡眠，尽量在安静、黑暗的房间里好好地卧床休息。

🌿 不吃以下容易引发偏头痛的食物

乳酪、红酒、巧克力、柑橘类水果、含咖啡因的饮料、腌或熏的肉类（香肠、热狗、火腿等）等。

🌿 冷敷或热敷

当紧张性头痛发作时，可以冷敷或热敷前额或头骨的下部。偏头痛时冷敷效果更好。

🌿 按　摩

可以考虑做个全身按摩，缓解颈部、肩部和背部的肌肉紧张。

🌿 姿　势

发生头痛时，准妈妈首先要查看一下会影响到头痛的姿势和导致头痛的物体，比如工作用的椅子、电脑屏幕和鼠标垫，以及汽车后视镜的位置。在家里，如果床上的枕头过高，可能会导致脖子落枕，并引起疼痛。如果床垫使用的时间过长，也会影响到你的背部，不过孕妈妈不一定感到背部疼痛，而是觉得头痛和脖子疼，把床垫换掉可以缓解症状。

🌿 尝试放松技巧

打坐、瑜伽和自我催眠等放松技巧能够减轻压力、缓解头痛。

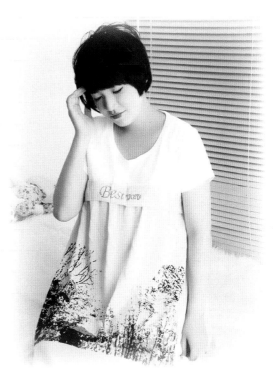

孕期保健 5

孕期 **背痛怎么办**

许多在怀孕前就背痛的女性发现，随着孕期的推进，症状也随之减轻。如果按照合理的建议采取适当的措施，准妈妈一般不会因为背痛在分娩时遇到问题。

孕产要点

孕期背痛**的原因**

🌳 普通的背痛

因为不良的姿势、抬举重物的方法不当，或者肌肉受伤都会对韧带、肌肉和关节造成压力，从而引起背痛。背痛经常会在下午、晚上或者长时间站立之后加重，因为准妈妈和胎儿的重量会让肌肉疲劳、韧带松弛。

🌳 坐骨神经痛

由发炎或背部压力引起的坐骨神经疼痛，可能伴有背痛，有时候疼痛会沿腿后侧向下蔓延。

🌳 骨盆后部疼痛

骨盆后部疼痛通常是由怀孕引起的，治疗的方法跟普通的背痛非常不一样。一定要先找专业医生进行诊断，然后再治疗。

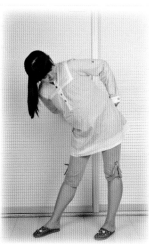

孕产要点

怎样**缓解背痛**

1. 热敷或泡热水澡。

2. 使用托腹带。用托腹带可以分担宝宝的一部分重量，缓解对腹肌和背部造成的压力。

3. 请丈夫按摩背部：沿着脊柱两侧，利用拇指按压的方式，由上往下按摩。

4. 做一些安全简单的下腹运动：首先用手和膝盖趴在地上，保持背部基本水平，吸气，然后在呼气时收紧骨盆底肌肉，同时尽量向上收起肚脐。不要憋气，背部保持不动，坚持这种收缩姿势5~10秒钟。运动结束时慢慢放松肌肉。

	怎样预防背痛
1	以正确的方式搬重物。在搬重物时，要用大腿使劲，卸掉一部分腰背的负担
2	避免在坚硬的路面慢跑
3	不要扭转脊椎
4	注意休息和睡眠，饮食方面多吃猪腰、芝麻、核桃等补肾利腰的食物

孕前准备

每月变化

孕期检查

孕期营养

生活指导

孕期保健

孕期胎教

孕期保健 6

孕期 腰疼怎么办

准妈妈腰痛基本上是一种生理性反应，绝大部分不需要治疗。如果症状严重，除了休息外，可以对症治疗。但是要注意，不少治疗腰痛的中药含有活血化瘀的成分，准妈妈不宜服用，也不宜贴膏药，以免影响胎儿发育，甚至流产。

孕产要点

孕期腰痛的原因

● 孕早期

这一时期的腰痛往往是由子宫后倾、压迫直肠和韧带造成的，痛感比较轻微。

● 孕中期

胎儿的迅速发育使子宫逐渐增大、腹部日益向前，为了保持身体平衡，上身便往后仰，引起脊柱过度前凸，背伸肌持续紧张，造成腰部、背部过度疲劳，一般在休息后症状可减轻。

● 孕晚期

怀孕末期，腰痛通常局限在下腰部，每天只痛一会儿，或者每周只痛一次。有的人则稍严重一些，当站、坐、弯腰、提重物时，便感到腰痛。走路、打喷嚏、解大小便时，疼痛更加厉害，或者引起臀部和大腿酸痛，以致不能走远路、做家务，极少数还需要住院治疗。

孕产要点

孕期腰痛的应对办法

1. 从孕期开始就适当运动，加强腰背部的柔韧度。

2. 经常变化姿势，45分钟到1个小时就要起来活动一下，放松紧张的腰部肌肉。不要久站、久走、久坐。

3. 注意充分休息，不要过度劳累。

4. 不要迅速起立，要做有准备的动作。站起来的时候，要用手扶着桌子或椅子。拿东西的时候，也要先坐下再拿。

5. 睡硬板床，睡觉时最好采取左侧卧，双腿屈曲，可以在两腿之间夹上一个小靠枕，减少腰部的负担。如果想平躺，可在腰下垫一个薄一点的腰垫。

6. 不要穿高跟鞋，防止因此加重挺腰的姿势，又影响足部的血液供应。

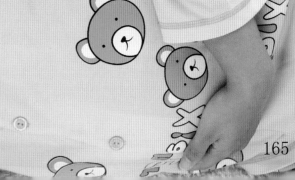

孕前准备

每月变化

孕期检查

孕期营养

生活指导

孕期保健

孕期胎教

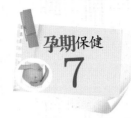

孕期保健 **7**

孕期**呼吸气短怎么办**

孕期激素的增加，尤其是黄体酮的增加，直接影响到准妈妈的肺部，并刺激脑部的呼吸中枢。在怀孕期间，每分钟呼吸的次数没怎么变化，但是每次吸入的空气量会明显增加，从而造成气短。

孕产要点

呼吸短促**的原因**

1. 在怀孕后期，由于增大的子宫对胸部横膈膜产生压力，准妈妈会感觉呼吸更费力，气短现象更明显，尤其是胎儿胎位比较高，或者是怀多胞胎的准妈妈。

2. 准妈妈贫血，身体不得不增大工作量来供氧。

3. 准妈妈患有呼吸道疾病，例如哮喘和肺炎。

孕产要点

什么情况下**应该引起重视**

孕晚期喘不过气来很正常，但是，如果你同时还有以下症状，要立即去医院检查。

1. 心跳加快，心悸或眩晕。

2. 哮喘加重。

3. 深呼吸时胸部剧烈疼痛。

4. 嘴唇、手指或脚趾附近发紫，或者脸色苍白。

5. 严重的呼吸不顺畅。

6. 感到自己缺氧。

7. 持续咳嗽，咳嗽时伴有发烧或寒战，或者咳嗽带血。

孕产要点

呼吸短促**的应对办法**

1. 觉得喘不过气来，就马上改变姿势，或者把动作放慢。

2. 试试呼吸运动：站起来，深深地吸一口气，同时把手臂向外侧举和向上举。慢慢呼气，同时把手臂放回到身体两侧。配合呼吸，头部向上抬再向下看。

3. 多吃富含铁的食物，例如瘦肉、深绿色蔬菜和深色水果，并确保摄入了充足的维生素C，以帮助收食物中的铁。

4. 从怀孕早期开始就进行有氧运动，例如瑜伽、散步、游泳等，可以增加呼吸和循环系统运作的效率。

5. 尝试各种坐姿或躺姿，找出有助于呼吸顺畅的姿势。采用半躺姿势入睡，或者采用侧睡姿势，并且在头下面多垫一个枕头来抬高头部。

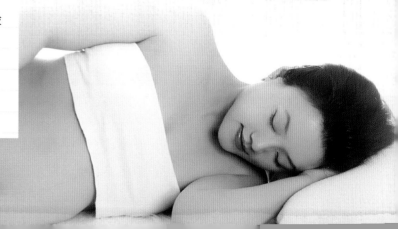

孕期保健
8

出现**黄褐斑怎么办**

孕期黄褐斑多开始于怀孕第2个月，分娩后来月经时即渐渐消失。

孕产要点

黄褐斑**形成原因**

形成黄褐斑的主要原因有两种：

1. 免疫力降低使准妈妈容易产生黄褐斑。女性在怀孕后免疫力降低，对外部刺激的抵抗力也减弱，因此肌肤容易受到损伤。

由于体内激素水平的变化，色素更容易出现沉淀，因此准妈妈出现黄褐斑的几率也相对高一些。

2. 黄褐斑的形成与准妈妈的饮食也有密切关系，如果准妈妈缺少维生素C的摄入，不能很好地阻止色素沉淀，也会引起黄褐斑的生成。

3. 长时间日晒，又没有做好防晒工作，会使皮肤产生各种色斑，包括黄褐斑。

孕产要点

防晒同时**防色斑**

怀孕中与平时一样，会因日晒而产生色斑、雀斑和黄褐斑等。因为紫外线的影响而产生的色斑、雀斑、妊娠性黄褐斑等，如果注意防晒的话，是可以在一定程度上防止色斑的颜色变深的。

孕产要点

食疗预防**黄褐斑**

对防治黄褐斑有很好疗效的食物主要有以下几种：

● 西红柿

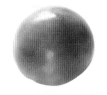

西红柿具有保养皮肤、消除雀斑的功效。它丰富的番茄红素、维生素C是抑制黑色素形成的最好武器。

● 猕猴桃

含有丰富的膳食纤维、维生素C、B族维生素、维生素D、钙、磷、钾等微量元素和矿物质。猕猴桃中的维生素C能干扰黑色素的形成，预防色素沉淀，保持皮肤白皙。但是脾胃虚寒的准妈妈不可多吃，容易腹泻。

● 柠檬

柠檬也是抗斑美容水果。柠檬中所含的枸橼酸能有效防止皮肤色素沉着。使用柠檬制成的沐浴剂洗澡能使皮肤滋润光滑。但是准妈妈在食用的时候要注意柠檬极酸，吃过多会损伤牙齿。

孕前准备

每月变化

孕期检查

孕期营养

生活指导

孕期保健

孕期胎教

孕期保健 9

孕吐厉害怎么办

孕早期的呕吐主要是由于绒毛膜促性腺激素的升高、黄体酮增加引起胃肠蠕动减慢且胃酸分泌减少引起的。孕吐有时也会受精神的影响，可能会发生在一天中的某一个时刻，这也是怀孕的正常表现。

如何减轻孕吐

▣ 尽量避开刺激物

经过若干天的恶心，你就可以知道引发呕吐、恶心的刺激物尽量避开它。

▣ 吃得让胃舒服

要少量多餐，一天六次，吃一些易消化又营养的食物。

1. 不要吃高脂肪或油炸类的东西。

2. 不能因为呕吐就不吃，空空的胃更容易引起呕吐感。

3. 多吃些瓜类、葡萄、莴苣、苹果、梨等水分多的食物。

4. 吃高热量的面包、麦片、饼干等。

孕吐严重该怎么办

孕吐严重的表现为呕吐持续，小便减少，小便颜色较深，嘴、眼睛、皮肤感觉干燥，觉得身体越来越疲倦，感觉越来越虚弱无力，意识逐渐不清，24小时无法进食或喝水。

孕吐严重的孕妈妈该立刻去医院就诊，严重的持续性孕吐会导致脱水，甚至危及胎儿。孕吐严重应该注意以下几点：

1. 在包包里多放些手绢、纸巾以备不时之需。

2. 早餐一定要吃，即使不想吃，也要吃一点儿，这样对胃有好处，可以减少呕吐次数。

3. 血糖低的准妈妈常常感到饿，可以随身携带一些适合自己的小点心。

4. 如果孕吐特别严重，最好请个短假在家休息几天。

5. 最好穿宽松一点儿的棉质衣服。

6. 调整身体重心的位置，吃饱后尽量直坐或是躺靠。

7. 建议听些舒缓的音乐，或与爱人一起散步，新鲜的空气可以分散你的注意力。

左侧栏：孕前准备 每月变化 孕期检查 孕期营养 生活指导 孕期保健 孕期胎教

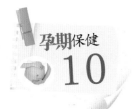

孕期保健 10

小腿**抽筋怎么办**

妊娠以后，为满足母体及胎儿的生长发育，准妈妈对钙的需要量明显增加，而母体怀孕以后血容量明显增加，户外活动减少，饮食中钙及维生素D含量不足，使血钙浓度低于正常值，引起肌肉及神经兴奋性增强而发生小腿抽筋。

孕产要点

小腿抽筋时**如何缓解**

1. 抽筋时可以按摩抽筋的肌肉促进血液循环。

2. 抽筋时可以起床走一走，活动活动。

3. 抽筋很严重时，可以在床上抓住疼痛的那只腿的脚趾，保持膝盖伸直，把伸直的腿往头部方向慢慢拉。热敷、按摩小腿，也可以起到缓解作用。

孕产要点

小腿抽筋**是缺钙的表现**

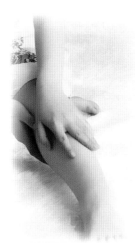

血钙是维持人体神经、肌肉兴奋性正常的重要物质。维生素D对于体内钙的代谢及其动态平衡起调节作用。如果维生素D不足，可使血钙减少，引起神经、肌肉兴奋性增强而发生此症状。正常情况下，人体血液中钙的浓度平均为2.38毫摩尔/升。

孕产要点

妊娠期**对钙的需求量**

一般孕早期需要800毫克/天；怀孕中期需要1200毫克/天；到了妊娠晚期及哺乳期需要1500毫克/天。但是一般人的膳食每天只能补充300～400毫克，所以准妈妈普遍存在钙不足的现象。

孕产要点

药物补钙**需要注意什么**

因为人体血钙水平在凌晨2:00～3:00最低，此时容易抽筋，所以，最好在睡前服用钙片。

选择钙片时应该注意这3个问题：

1. 含钙量是否能够维持准妈妈夜间的身体所需？

2. 是否含有促进人体吸收钙质的维生素D成分？

3. 众所周知，孕妇孕期很容易便秘，所以添加山梨醇的钙片能润滑肠道，促进准妈妈排便。

孕前准备

每月变化

孕期检查

孕期营养

生活指导

孕期保健

孕期胎教

孕期保健 11

孕期水肿怎么办

进入孕28周以后，有些准妈妈会出现面部、腿、足踝等部位的水肿现象。这多是由子宫增大压迫下腔静脉，使静脉回流不畅导致的。随着怀孕周数的增加，准妈妈的水肿现象会日益明显。

孕产要点

为什么出现水肿

孕期水肿是由于增大的子宫使血液回流受阻所引起的，约有40%的准妈妈在怀孕后期会出现水肿现象。

孕产要点

正常的水肿情况

1. 因站立下肢出现水肿，清晨起床时水肿消退。
2. 一天的不同时间中水肿的部位不同，把脚抬高1小时，腿部和脚踝的水肿会减轻。
3. 体重增加的情况正常，不会突然增加。
4. 血压在正常范围内。
5. 产检时尿液检测没有尿蛋白。

孕产要点

异常的水肿情况

1. 腿部肿胀严重，用手指按下去会有明显的凹陷，把腿抬高1小时也不会好转。
2. 体重增加的速度快、血压过高。
3. 饮食不正常。
4. 尿液检测中有过多的尿蛋白。

孕产要点

减轻水肿的方法

1. 不要长时间站着或久坐。
2. 休息时，将水肿的双腿抬高。
3. 可以游泳或散步来促进血液循环。
4. 穿的宽松一点，睡觉时避免仰躺睡姿，睡觉时用枕头将腿垫高。
5. 坐着的时候可以抬高双手。
6. 不要因为水肿就不喝水，多吃谷物、肉类、豆类等温性的食物，同时要少吃生冷油腻的食物。

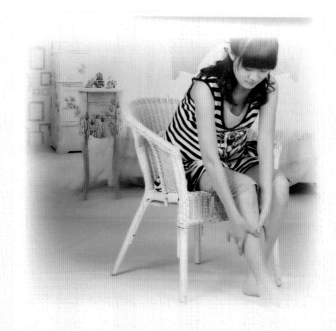

孕产要点

水肿**的预防**

🌿 饮食调节

要注意饮食调节，多吃高蛋白、低碳水化合物的食物，比如富含维生素B_1的全麦粉、糙米和瘦肉。饮食要清淡，注意限制盐分的摄取，多喝水。准妈妈不要因为水肿不敢喝水，水分会促进体内的废物排出，缓解水肿现象。

🌿 纠正穿衣习惯

为预防水肿，准妈妈不要佩戴戒指，不要穿紧身衣或者套头衫、紧身裤、长筒袜或到小腿的长袜，穿宽松的衣服及矮跟舒适的鞋子，保持血液畅通。

🌿 水肿异常要留心

怀孕期小腿轻度水肿属正常现象。如果水肿延伸到大腿、腹壁，经休息后不消退，则很可能发展为重度妊娠高血压综合征，一定要去医院确诊，避免危险的发生。

🌿 调整生活习惯

调整好工作和生活节奏，不要过于紧张和劳累。不要长久站、坐，一定要避免剧烈或长时间的体力劳动。适时躺下来休息。

孕产要点

工作中**怎样预防水肿**

🌿 抖抖腿

工作时，可以将双脚脚尖踮起来，然后上下或左右抖动双腿，这样能加速体液循环。

🌿 站起来多走动

准妈妈可以利用工作的间隙站起来活动一下，不仅放松了腿部，也能让僵直的背部得到伸展。可以多去几趟卫生间或多打几次水，趁这个机会活动一下双脚。如果环境限制的话，可以在座位旁边做一会儿原地踏步的动作，也是不错的放松机会。

🌿 把脚垫高

每天上班时，将双脚放在事先准备好的小凳子或小木箱上面垫高，能帮助腿部血液回流，以降低小腿水肿发生的概率。

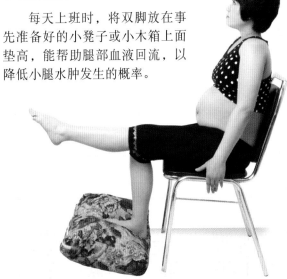

孕前准备

每月变化

孕期检查

孕期营养

生活指导

孕期保健

孕期胎教

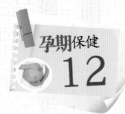

孕期保健 12

体重增加过快要注意

进入孕中期，准妈妈的体重应该每个月增加2千克左右，但是也有体重增加超过3千克的情况。体重的过分增加，会导致难产、胎儿发育停止、妊娠期糖尿病、妊娠期高血压等，所以要特别注意控制体重。

孕产要点

为什么要关注孕期体重

体重增长过快会引起妊娠问题的出现和难产。体重增长过慢对胎儿健康不利，还会增加早产发生的可能性。

孕产要点

孕期体重增加规律

● 孕早期

体重增加不明显，3个月体重应增加1～2千克。

● 孕中期

每周体重增加350克左右，4个月增加4～5千克。

● 孕晚期

每周体重增加500克左右，3个月增加5～6千克。

准妈妈到足月妊娠分娩时，理想体重是原体重上增加9～11千克。

孕产要点

体重增加幅度

1. 较高较瘦的准妈妈：体重增加幅度较小。
2. 较矮较胖的准妈妈：体重增加幅度较多。

孕产要点

营养又不胖的食物构成

营养又不胖的食物构成比例：

水果和蔬菜 ： 淀粉类食物 ： 蛋白质类食物=5 ：5 ：3

每天38%的水果和蔬菜摄取量 + 38%的淀粉类食物（大米、面包、马铃薯等）+ 24%的蛋白质类食物（鱼、肉、牛奶等）

孕产小提示

◎小贴士

测量自己的体重，密切观察体重的变化。如果每月体重增加不足1千克，或增加超过3千克，都是异常情况。体重轻的要加强营养，体重过重的也不要盲目减肥。

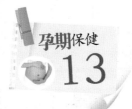

孕期保健 13

妊娠期**贫血怎么办**

很多准妈妈在孕期有这样的感觉，蹲久了站起来就头晕目眩，而且比其他人更容易疲劳，面色也较差，这样的情况很可能是妊娠期贫血。

孕产要点

妊娠期贫血**的病因**

孕期贫血主要由以下几个原因造成：

▪ 稀释性贫血

稀释性贫血也叫生理性贫血，为了满足胎儿对氧和营养物质的要求，准妈妈体内血液量增加了不少。这种血液量的增加主要是通过血清成分的增加来实现，红细胞并非以相同的比例增加，导致血液被稀释。在一定范围内这是正常的，这种贫血不需治疗，产后即能恢复正常。

▪ 缺铁性贫血

很多准妈妈怀孕前因月经等生理因素导致体内铁的存储量不足，而怀孕后由于胃酸减低降低了对铁的吸收，加上胎儿发育需要增加铁量，准妈妈应该比平时更需要补充铁。如果没有从饮食中增加铁量，很可能导致缺铁性贫血，这是妊娠期贫血最常见的一种。

▪ 叶酸缺乏性贫血

叶酸和B族维生素是产生红细胞所需要的元素。怀孕后，准妈妈对叶酸的需求大幅增加。然而因为孕期胃酸分泌减少影响了体内对叶酸的摄入，如果动物性蛋白质和新鲜蔬菜进食得少，就更容易缺乏叶酸，由此引发叶酸缺乏性贫血。

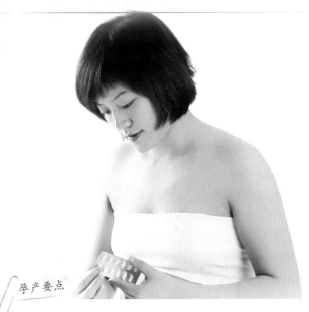

孕产要点

妊娠期贫血**的症状**

轻度贫血症状不明显，一般通过血常规检查发现。如果病情严重一般有以下症状：

1. 经常觉得乏力，无任何活动也会觉得全身无力。
2. 非常容易疲惫和倦怠。
3. 时常眩晕，特别是久蹲站立的时候，头晕目眩，眼前一片黑暗。
4. 面色苍白，血色不佳。
5. 指甲薄脆容易折断。
6. 注意力不集中，记忆力减退。
7. 食欲差及肚子不舒服等。
8. 严重时表现为呼吸困难、心悸、胸痛。

孕前 准备

每月 变化

孕期 检查

孕期 营养

生活 指导

孕期 保健

孕期 胎教

孕前准备

每月变化

孕期检查

孕期营养

生活指导

孕期保健

孕期胎教

孕产要点

妊娠期贫血**的危害**

🍂 对准妈妈的影响

1. 贫血准妈妈患妊娠高血压综合征高于正常准妈妈。

2. 分娩时容易宫缩乏力，导致产程延长、产后出血。

3. 抵抗力比正常准妈妈低，分娩后会阴、腹部刀口容易感染或不愈合。

4. 产后子宫恢复较慢，容易滋生细菌感染，引起子宫内膜炎。

5. 最严重的可造成心脏衰竭。

🍂 对胎儿的影响

1. 影响胎儿生长发育，如宫内生长迟缓。

2. 胎儿容易早产或分娩时体重过轻。

3. 引起新生儿贫血，出生后发育较差、智力低下、行动迟缓。

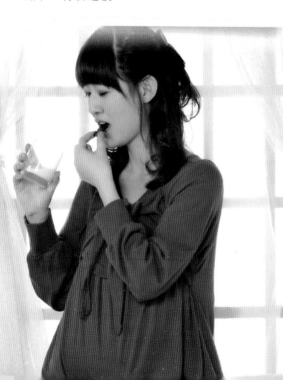

孕产要点

妊娠期贫血**的防治**

🍂 多吃含铁量高的食物

孕期应多食用肉类、家禽、动物肝脏、青菜等富含铁分的食物。

🍂 多吃维生素C的水果蔬菜

维生素C可以促进人体内对铁的吸收，所以孕期应多吃富含维生素C的水果和蔬菜。

🍂 增加叶酸、维生素B_{12}的摄入

孕前3个月和孕早期3个月都应该补充叶酸，饮食上也多注意进食富含叶酸的食物，并注意做菜方法，以免叶酸丢失。

🍂 如果缺铁严重可补充铁剂

严重缺铁的准妈妈可药物补充铁剂，主要是易于吸收的活性铁；也可采取注射方式，能迅速补充铁分缓解症状。

🍂 认真做孕期检查

在妊娠期应做血常规检查，看是否有贫血。

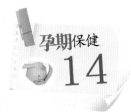

胎动 异常怎么办

准妈妈要细心观察每天的胎动，一旦出现异常胎动的情况，要马上去医院检查，以免耽误时间造成遗憾。

孕产要点

什么是 胎动

怀孕满4个月后，即从第5个月开始，准妈妈可明显感到胎儿的活动。胎儿在子宫内伸手、踢腿、冲击子宫壁，这就是胎动。胎动的次数并非恒定不变，妊娠28～38周是胎动活跃的时期，以后稍减弱，直至分娩。胎动正常，表示子宫和胎盘功能良好，输送给胎儿的氧气充足，胎儿在子宫内健康成长发育。

孕产要点

胎动 怎么计算

胎动是胎儿在妈妈子宫里的活动，比如伸手、踢腿等。胎动次数的多少、快慢、强弱等情况反映出胎儿在宫内的安危。胎动计数已成为准妈妈进行自我监护的基本方法之一。

正常胎动每小时大于等于3次或12小时大于等于30次，连续的胎动算1次。只要胎动有规律、有节奏、变化不大，都说明胎儿发育是正常的。

孕产要点

胎动的感觉

孕16～20周

宝宝在这期间运动量并不大，也不激烈。准妈妈常常感到胎动就像鱼在游，或是"咕噜咕噜"吐泡泡，就像胀气、肠胃蠕动或是肚子饿的感觉。没有经验的妈妈常常会分不清这个就是胎动，这时候的胎动位置靠近肚脐眼。

孕20～35周

宝宝在这个时期正处在活泼的阶段，这时的宝宝长的还不大，子宫内可以活动的空间比较多，所以胎动得最厉害。准妈妈可以感觉到宝宝在拳打脚踢，甚至还可以看到肚皮上突出的小手小脚。这时候的胎位升高了，在靠近胃的地方。

临近分娩

宝宝在这个时期已经慢慢长大了，几乎撑满了整个子宫，所以活动的空间越来越少，施展不开，并且胎头下降，所以胎动明显减少了。胎动的位置也随着胎儿的升降而改变。

孕前 准备

每月 变化

孕期 检查

孕期 营养

生活 指导

孕期 保健

孕期 胎教

孕产要点

感觉胎动的时间

正常情况下，一天之中，胎动在上午8~12点比较均匀，下午2~3点时最少，6点以后就开始逐渐增多，到了晚上8~11点最活跃。

孕产要点

异常胎动的信号

准妈妈应该以24小时作为1个周期，来观察宝宝的胎动是否正常。如果在一天内，宝宝胎动的规律和平时不太一样，就应该查找原因，及时到医院就诊。

胎动突然减少

原因	可能是妈妈发烧了
给妈妈的建议	1. 为宝宝健康着想，准妈妈发烧后应尽快去医院，请医生帮助 2. 要注意休息，特别要避免感冒 3. 有流行性疾病发生时，要避免去人多的地方 4. 每天保持室内的空气流通和新鲜 5. 多喝水、多吃新鲜的蔬菜和水果

胎动突然增加

原因	可能是妈妈受到剧烈的外伤
给妈妈的建议	1. 少去人多的地方，以免发生挤压碰撞 2. 要减少大运动量的活动

胎动突然加剧，然后又很快停止运动

原因	如伴随阴道出血，可能是胎盘早剥
给妈妈的建议	1. 有高血压的准妈妈，要定时去医院做检查 2. 要避免外力的冲撞和刺激 3. 要保持良好的心态，放松心情，不要过度紧张

急促胎动后突然停止

原因	可能是脐带绕颈或打结
给妈妈的建议	1. 准妈妈要每天细心观察胎动，如果感觉不对时，马上去医院检查 2. 一旦出现这样的情况要立即去医院，以免耽误了时间造成遗憾

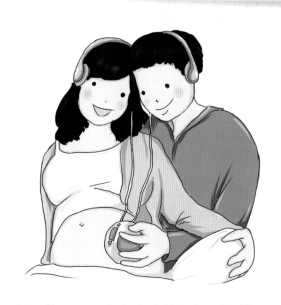

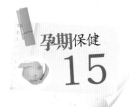

孕期保健 **15**

孕期**感冒了怎么办**

一般的感冒症状较轻者，不必服药休息几天就会好转。如果病情到了比较严重的程度需要服药，一定要在医生的同意和指导下进行。

孕产要点

感冒对胎儿的影响

感冒分为普通感冒和流病毒性感冒，如果只是一般的感冒，主要表现为打喷嚏、鼻塞，也不发烧，症状较轻，无需服用服感冒药，一般一个星期内可自行痊愈。这种情况下准妈妈感冒对胎儿是不会有什么影响的。

如果感冒症状比较严重，特别是持续高烧不退的，以及由流感病毒感染引起的感冒，感冒就有可能对胎儿造成一定的影响。

一般来说，孕早期感冒对胎儿的影响相对较大。因为此期间是胎儿各个器官发育形成的关键时期，流感病毒或感冒药物都有可能对这个时期的胎儿造成致畸，如胎儿先天性心脏病及兔唇、脑积水、无脑和小头畸形等，严重者可能会被建议终止妊娠。

孕中期和孕晚期感冒对胎儿的影响相对较小，因为这个时期胎儿的各个器官基本形成，很少会造成不良影响。但若是这个时期发生严重感冒，长时间高烧会妨碍子宫内胎儿的发育若是孕末期，极端咳嗽可能引起早期破水，甚至是早产。

孕产要点

哪些情况要去医院

☙ 高烧持续不退

准妈妈感冒发烧可能会引起胎儿畸形或导致流产，特别是孕早期胎儿器官发育形成阶段，一旦发烧应立即去医院。

☙ 久咳不愈

准妈妈感冒引起严重的咳嗽如果持续一个星期需要特别注意，因为此时的咳嗽不但严重，且不易治愈。孕晚期剧咳还可能导致早产的发生，所以及时应去医院治疗。

孕产要点

如何预防感冒

准妈妈感冒虽然对胎儿影响不是很严重，但孕期生病总归不是一件好事，如果能做到有效预防感冒，对准妈妈和胎儿来说都是非常有利的。

1. 用盐水漱口，再喝半杯白开水，不但可预防感冒，对口腔也有好处。

2. 每天保证喝600～800毫升白开水，对预防感冒和咽炎具有很好的效果。

3. 尽量少去人多空气不流通的场所，远离感冒人群。

4. 室内要经常通风。

孕前准备

每月变化

孕期检查

孕期营养

生活指导

孕期保健

孕期胎教

孕期保健 16

孕期**患阴道炎怎么办**

由于孕期女性体内酸性环境加强、细菌滋生，导致真菌性阴道炎的发生或加重，可能引起胎儿早产或新生儿鹅口疮，最好是在孕前就将阴道炎治愈或控制。

孕产要点

孕期阴道炎**的症状及危害**

■ 症 状

1. 白带增多，呈黄水样或脓样，有豆腐渣样物，略带臭味。

2. 外阴肿胀、潮红、甚至红肿。

3. 外阴、阴道瘙痒、灼烧感，常不自觉地抓绕。

4. 严重时引起微小的白色脓疱，甚至发生溃疡。

■ 危 害

1. 胎儿通过阴道分娩时，容易被病菌感染，引起鹅口疮等病。

2. 少数人阴道中的念珠菌能经宫颈上行，穿透胎膜感染胎儿，引起早产或胎儿畸形。

3. 有些婴儿还可能出现肛门周围念珠菌性皮炎。

孕产要点

孕期**治疗原则**

1. 如果打算顺产，应在分娩前治愈真菌性阴道炎。

2. 口服抗真菌药在孕期是禁止服用的，外用药影响较小。

3. 可用苏打水冲洗外阴，平衡阴道酸碱度。

孕产要点

孕期**如何预防**

若外阴瘙痒严重，不要搔抓或者用烫水擦洗，可局部湿敷3%的硼酸液。

1. 勤换内裤，真菌惧怕高温，内裤需暴晒或开水烧。

2. 控制饮食，加强锻炼，保持正常的血糖水平，避免妊娠期糖尿病。

3. 养成良好卫生习惯，大小便都应将卫生纸由前往后擦拭，以免肛门细菌传给阴道和尿道。

4. 选用绵织面料、柔和、宽松的内裤。

5. 选择合格的卫生巾、护垫。

6. 保持阴道清洁，但不建议采用专门的洗液，会破坏酸碱环境，可每天用温水冲洗。

7. 使用安全套，防止夫妻双方交叉感染、反复感染。

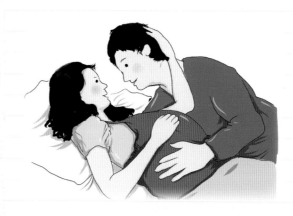

孕前准备

每月变化

孕期检查

孕期营养

生活指导

孕期保健

孕期胎教

第七章

孕期

胎教

胎儿的记忆是惊人的。胎儿不但会有记忆，还会产生固定的条件反射，对胎儿出生后的发育起到很大的影响。研究显示，4个月大的胎儿，就开始会用自己的耳朵，去倾听外界的，或是来自妈妈的声音。胎儿还能记忆妈妈的声音，妈妈的声音还对胎儿也有安抚心情的作用，为了胎儿，妈妈应时常有耐心、温柔地对着胎儿说话。

孕期胎教
1

笑容是准妈妈最好的良药

良好的心态，融洽的感情，是幸福美满家庭的一个重要条件，也是达到优孕、优生的重要因素。一个充满欢声笑语的家庭必然是幸福的。

孕前准备

每月变化

孕期检查

孕期营养

生活指导

孕期保健

孕期胎教

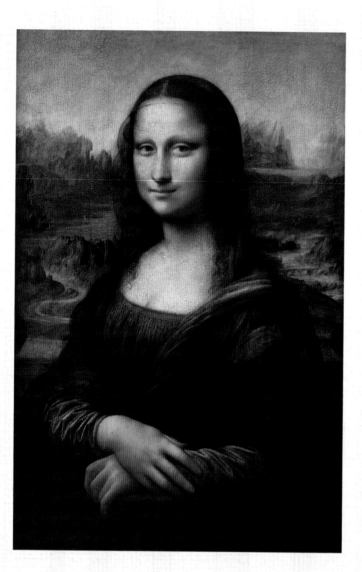

有人说，微笑是开在嘴角的两朵花，我们都喜欢看见微笑的脸。腹中的胎儿虽然看不见母亲的表情，却能感受到母亲的喜怒哀乐。

人的情绪变化与内分泌有关，在情绪紧张或应激状态下，体内一种叫乙酰胆碱的化学物质释放增加，促使肾上腺皮质激素的分泌增多。在准妈妈体内这种激素随着母体血液经胎盘进入胎儿体内，而肾上腺皮质激素对胚胎有明显破坏作用，影响某些组织的联合，特别是前3个月，正是胎儿各器官形成的重要时期，如准妈妈长期情绪波动，就可能造成胎儿畸形，所以，准妈妈们每天都开心一点吧，不要吝啬你的微笑。

就像有人说的，哭也是一天，笑也是一天，何不让自己快乐的过着一天，让别人欢喜，让自己快乐。

准爸爸应该为自己的小宝宝创造一个安定、舒适的环境。准妈妈更应该注意心理保健，控制各种过激情绪，始终保持开朗、乐观的心情；做丈夫的也应该在精神上给妻子以安慰。

怀孕期间，不仅准妈妈要常常微笑，准爸爸也要常常微笑，因为你的情绪常常影响着妻子的情绪。妻子快乐，这种良好的心态，会传递给腹中的宝宝，让宝宝也快乐。胎儿接受了这种良好的影响，会在生理、心理各方面健康发育。

因此，微笑也是你给予宝宝的胎教。

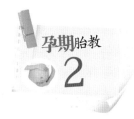

孕期胎教 **2**

胎教故事： 三个和尚

宝贝，这是一个既简单又有趣的小故事，故事中为什么一个小和尚有水喝，两个和尚抬水喝，而三个和尚没水喝呢？

三个和尚

从前有一座山，山上有座小庙，庙里有个小和尚。他每天挑水、念经、敲木鱼，给案桌上观音菩萨的净水瓶添水，夜里不让老鼠来偷东西，生活过得安稳自在。

不久，庙里来了个高和尚。他一到庙里，就把半缸水喝光了。小和尚叫他去挑水，高和尚心想一个人去挑水太吃亏了，便要小和尚和他一起去抬水，两个人只能抬一只水桶，而且水桶必须放在扁担的中央，两人才心安。这样总算还有水喝。

后来，庙里又来了个胖和尚。他也想喝水，但缸里没水。小和尚和高和尚叫他自己去挑，胖和尚挑来一担水，立刻独自喝光了。从此谁也不挑水，三个和尚就没水喝了。

大家各念各的经，各敲各的木鱼，观音菩萨面前的净水瓶没人添水，花草也枯萎了，夜里老鼠出来偷东西，谁也不管，结果老鼠猖獗，打翻了烛台，燃起了大火。三个和尚这才一起奋力救火，大火被扑灭了，他们也觉醒了。

从此三个和尚齐心协力，水自然就更多了。

■ 宝贝，妈妈对你说

我的宝贝，我们每个人都生活在集体中，不能只考虑自己的得失，而忽略了集体的力量。只有集体中的每个成员都发挥自己的能量，才能使整个集体强大起来。

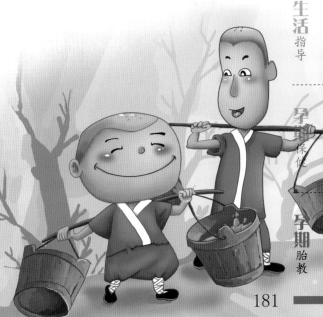

孕前准备 —— 每月变化 —— 孕期检查 —— 孕期营养 —— 生活指导 —— 孕期保健 —— 孕期胎教

孕期胎教
3

手指操： 《孔雀》

准妈妈做做手指操，再捏捏指肚、握握拳，一个充满欢声笑语的家庭必然是幸福的。

孕前 准备

每月 变化

孕期 检查

孕期 营养

生活 指导

孕期 保健

孕期 胎教

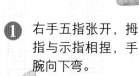

① 右手五指张开，拇指与示指相捏，手腕向下弯。

② 双手做兰花指的姿势，手腕交叉。

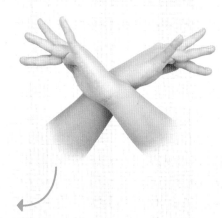

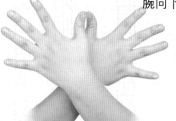

④ 双手五指张开，手心向后，左手放于右手前面。

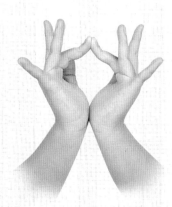

③ 将双手中指相对，手腕相贴，其余手指伸开。

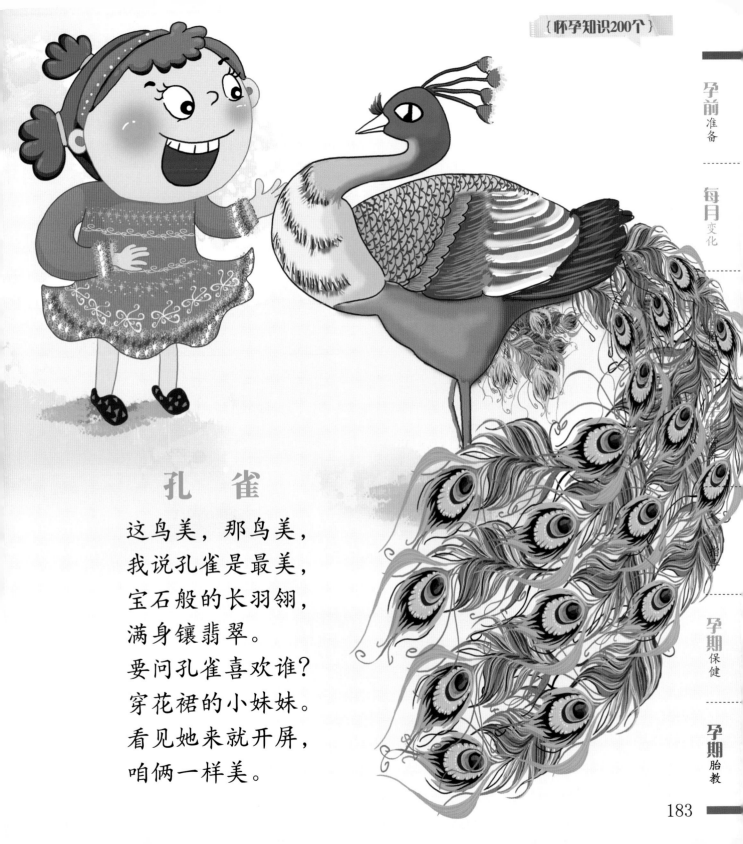

孔 雀

这鸟美，那鸟美，
我说孔雀是最美，
宝石般的长羽翎，
满身镶翡翠。
要问孔雀喜欢谁？
穿花裙的小妹妹。
看见她来就开屏，
咱俩一样美。

孕前准备

每月变化

孕期保健

孕期胎教

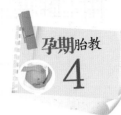

孕期胎教
4

有利胎儿充满爱的经典音乐

良好的心态，融洽的感情，是幸福美满家庭的一个重要条件，也是达到优孕、优生的重要因素。一个充满欢声笑语的家庭必然是幸福的。

孕前准备

每月变化

孕期检查

孕期营养

生活指导

孕期保健

孕期胎教

好的音乐可以促进准妈妈大脑活动，调节心情，消除不好的情绪。而且对心脏搏动、血压、体温也会产生积极的影响，还可以缓解肌肉紧张，提高身体的移动和平衡能力。而且，还可以使心情稳定，让准妈妈感到幸福。

宝宝在胎儿阶段，有70%的脑细胞已经形成，促进大脑发达能量90%是通过听觉来实现的。所以，对于胎儿来说，音乐有着十分重要的意义。通过音乐潜在的影响力，对胎儿头脑的认知和感性的开发有很大的帮助，通过音乐的节奏可以培养孩子身体运动能力。通过多种乐器优美的演奏对胎儿进行刺激，可以使胎儿的左右脑均衡发展，最终形成完整的大脑。而且，当胎儿听到好的音乐时也会感到幸福。对于胎儿来说，除了妈妈的声音以外，最好听的声音就是音乐。

胎教音乐可使准妈妈达到精神和身体的安宁。在人体中所含有的四大脑电波中，阿尔法脑电波不仅在维持安宁和稳定心脏方面有着很大的帮助，而且可以提高学习能力，引发积极的脑部活动。阿尔法脑电波是在心情舒畅，心绪稳定的情况下产生出来的，所以要选择一些可以促进阿尔法脑电波分泌的音乐来欣赏。

管弦乐的每章变化很大，还有一些特别悲伤的音乐，考虑到会给胎儿带来的影响，在选择播放时也要多加注意。

夫妻一起进行胎教的话效果最好。如果夫妻一起来欣赏胎教音乐的话，不仅对胎儿有益，还会增进夫妻之间的幸福感。选择胎教音乐时，最好是夫妻一起去选。

夫妻在一起聆听胎教音乐的时候，如果可以的话，丈夫最好一边照顾怀孕的妻子，一边爱抚妻子腹中的胎儿，保持这样温馨的气氛胎教效果会更好。

为了提高胎教的效果，要懂得不同的音乐欣赏方法。第一，在家里营造一个听音乐的环境，懂得欣赏日常生活中听到的音乐；第二，选择特定的曲子，特定的时间来欣赏的方法。此时，精神不要过度集中，要尽量消除自己的紧张感。欣赏音乐的时候尽量选择比较舒适的姿势，如靠墙而坐，或者坐在沙发上都可以。音量一定不能太大，为了防止有回音，可以拉上窗帘，或者在地上铺上地毯，营造一个幽静的环境。

班得瑞的轻音乐可以有效舒缓准妈妈的情绪，为迎接新的小生命做好准备。

班得瑞是瑞士一个音乐团体，其作品以环境音乐为主，亦有一些改编自欧美乡村音乐的乐曲，另外还有相当数量的是重新演奏一些成名曲目。

班得瑞最独特之处莫过于音乐制作时，从头到尾都深居在阿尔卑斯山林中，坚持不掺杂一丝毫的人工混音，直到母带完成！置身在欧洲山野中，让班得瑞拥有源源不绝的创作灵感，也找寻到自然脱俗的音质。每一声虫声、鸟鸣、花落流水，都是深入山林、湖泊，走访瑞士的阿尔卑斯山、罗春湖畔、玫瑰峰山麓，少女峰等处实地纪录。

班得瑞的音乐是兼具视觉、触觉、与听觉的，我们从大自然中所得到的创作灵感，宛如抛物线般将一直延伸，飞向到地球另一端，它不只是新世纪音乐，更是淬炼自大自然的灵魂之音！

推荐音乐曲目

《第五号匈牙利舞曲》

◎约翰奈斯·勃拉姆斯（德国）

这首舞曲是约翰奈斯·勃拉姆斯全部作品中最广为世人所知的乐曲，其粗犷而豪放的旋律具有明显的匈牙利"查尔达什舞曲"的特征，给每一位听众都留下了深刻的印象。推荐准妈妈在早晨起床后欣赏。

《天鹅湖》

◎彼得·伊里奇·柴可夫斯基（俄国）

《天鹅湖》原为彼得·伊里奇·柴可夫斯基于1875—1876年为莫斯科帝国歌剧院所作的芭蕾舞剧，于1877年2月20日在莫斯科大剧院首演，之后作曲家将原作改编成了在音乐会上演奏的《天鹅湖》组曲。

《幽默曲》

◎安东·利奥波德·德沃夏克（捷克）

《幽默曲》创作于1894年夏天，安东·利奥波德·德沃夏克回到波希米亚维索卡庄园度假，写下了八首幽默曲，编成一部曲集。这些甜美、轻松、幽默的小曲，有如民歌一样朴实亲切，广为流传。

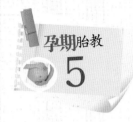

孕期胎教 5

散文欣赏： 《给爱恩丝》

《给爱恩丝》是珀西·比希·雪莱赞美他的新生女儿爱恩丝的，从诗句中表达出了珀西·比希·雪莱对女儿的喜爱及赞美之情。准妈妈可以充满感情地把这首诗读给胎宝宝听。

孕前 准备

每月 变化

孕期 检查

孕期 营养

生活 指导

孕期 保健

孕期 胎教

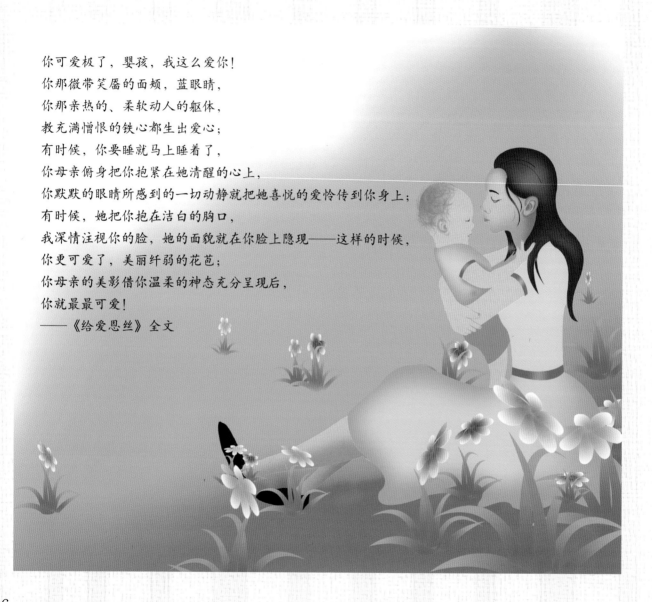

你可爱极了，婴孩，我这么爱你！
你那微带笑靥的面颊，蓝眼睛，
你那亲热的、柔软动人的躯体，
教充满憎恨的铁心都生出爱心；
有时候，你要睡就马上睡着了，
你母亲俯身把你抱紧在她清醒的心上，
你默默的眼睛所感到的一切动静就把她喜悦的爱怜传到你身上；
有时候，她把你抱在洁白的胸口，
我深情注视你的脸，她的面貌就在你脸上隐现——这样的时候，
你更可爱了，美丽纤弱的花苞；
你母亲的美影借你温柔的神态充分呈现后，
你就最最可爱！
——《给爱恩丝》全文

孕期胎教 6

翻绳遊戏：《降落伞》

准妈妈在怀孕过程中，不要每天只考虑工作中的事情，一定要抽时间让自己放松下来，准妈妈可以试一试小时候玩的翻绳游戏，一边翻一边告诉胎宝宝翻出来的是降落伞，然后把降落伞的样子想象给胎宝宝。

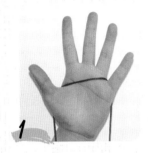

1. 取一根绳子，套在左手的拇指和小指上。

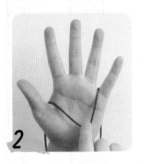

2. 用右手将左手手掌处的绳子向下拉。

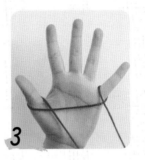

3. 右手拉绳子之后的效果。

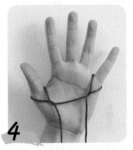

4. 用右手将绳子如图所示再绕一圈。

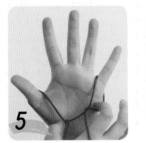

5. 右手的拇指和示指放进所示位置再将绳子向下拉。

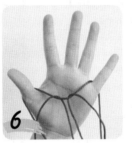

6. 拉到此位置后继续向下拉。

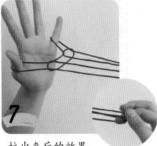

7. 拉出来后的效果。

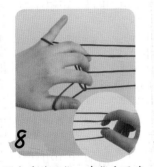

8. 用右手的示指、中指和无名指放进如图所示的位置。

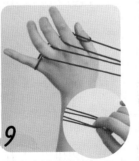

9. 将右手拉住的绳子绕到左手手背后面。

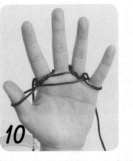

10. 将左手竖立，右手抓住左手中指根部的绳子向下拉。

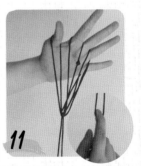

11. 拉到如图所示的位置，"降落伞"即完成。

孕前 准备

每月 变化

孕期 检查

孕期 营养

生活 指导

孕期 保健

孕期 胎教

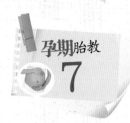

孕期胎教
7

抚摸**胎教**

抚摸胎教是通过触摸腹部轻轻地抚摸胎儿，以刺激胎儿的触觉，从而促进胎儿感觉器官及大脑的发育。

孕产要点

抚摸胎教**方法**

每天睡觉之前准妈妈仰卧在床上，全身放松，将双手放在腹部从上至下、从左至右地抚摸。反复10次后，用示指或中指轻轻抚压胎儿，然后放松。也可以在腹部松弛的情况下，用一根手指轻轻按一下再抬起，来帮助胎儿做"体操"。有时胎儿会立即有轻微胎动以示反应，有时则要过一阵子，甚至做了几天后才有反应。这个抚摸体操适宜在早晨和晚上做，每次时间不要太长，5～10分钟即可。需要注意的是，抚摸胎教须定时进行，开始每天3次，以后逐渐增多。抚摸时动作要轻柔、舒缓，不能用力太强。如果胎儿反应太过强烈，如用力挣脱蹬腿，那是他在"提意见"，应立即停止抚摸。

孕产要点

抚摸胎教的**适合月份**

从孕4月开始，准妈妈就可以进行抚摸胎教了。当隔着母体触摸胎儿的头部、臀部和身体的其他部位时，胎儿会做出相应的反应。

孕前准备

每月变化

孕期检查

孕期营养

生活指导

孕期保健

孕期胎教

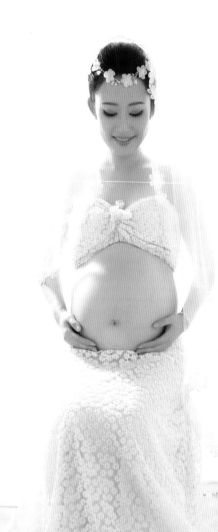

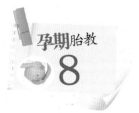

孕期胎教
8

对话**胎教**

准妈妈要以愉悦的心情和胎儿对话，始终保持平和、宁静、愉快和充满爱的心情，让他感觉到幸福安心，是对话胎教的意义所在。

孕前准备

每月变化

孕期检查

孕期营养

生活指导

孕期保健

孕期胎教

孕产要点

对话胎教的**适合月份**

孕4月以后，胎儿对声音已相当敏感，胎儿在子宫内就有听觉，能分辨和听到各种不同的声音，并能进行"学习"，形成"记忆"，可影响到出生后的发音和行为。如果坚持跟胎儿对话，不但胎儿会认识你的声音，还能成为培养他语言能力的捷径。

准妈妈可以以愉悦的心情朗读一些笔调清新优美的散文、诗歌，选择一些好听的故事讲给胎儿听，也许将来这些故事会是宝宝出生后最喜欢的呢！科学研究也证明，宝宝在出生后出现哭闹时，给宝宝讲在怀孕时经常讲给宝宝听的故事，宝宝会慢慢地平静下来。每天早上起床时，准妈妈可以问候他："早上好，宝宝。"当然，别忘了多多地赞美他，例如"宝宝好乖呀"、"宝宝真聪明"等语调要温柔富于情感。要多多关爱胎儿，多思考、多学习、多和他说话。在对话、朗诵的同时，如果配上背景音乐，或者给胎儿听旋律轻盈明快、酣畅安详、可使情绪稳定的乐曲。也可以每天哼唱几首自己喜爱的抒情歌曲或优美而富有节奏的小调等给胎儿听进行听觉训练，会起到不错的效果。

孕产要点

怎样进行**对话胎教**

▩ 语言讲解要视觉化

在进行语言胎教时，不能只对胎儿念画册上的文字解释，而要把每一页的画面细细地讲给胎儿听，把画的内容视觉化。胎儿虽然不能看到画册上画的形象或外界事物的形象，但准妈妈用眼看到的东西，胎儿用脑"看"也能感受到。准妈妈看东西时受到的视觉刺激，通过生动的语言描述就视觉化了，胎儿也就能感受到。

▩ 将形象与声音结合

像看到影视的画面一样，先在头脑中把所讲的内容形象化，然后用动听的声音将头脑中的画面讲给胎儿听。这样的话，就是"画的语言"。准妈妈就和胎儿一起进入准妈妈讲述的世界，准妈妈所要表现的中心内容，也就通过形象和声音"输入"到了胎儿的头脑里。

孕期胎教 9

有利胎儿充满爱的经典音乐

实践证明，受过音乐胎教的胎儿。出生后喜欢音乐，反应灵敏，性格开朗，智商较高。

孕前准备

每月变化

孕期检查

孕期营养

生活指导

孕期保健

孕期胎教

怀孕4个月以后胎儿就有了听力，尤其是6个月后，胎儿的听力几乎和成人接近，就可以选择胎教音乐。音乐是给胎儿的另一种语言，让胎儿在准妈妈体内就接受音乐的熏陶，不但可以促进胎儿的大脑发育，可尽早开发他的音乐潜能，对其性格培养也有重要作用。

无论在休息时，还是在做家务，准妈妈可以开着音乐，每天多次欣赏音乐名曲，如《春江花月夜》、《平沙落雁》、《雨打芭蕉》等，使自己处于优雅的音乐环境中。在听的过程中，可随着音乐的起伏时而浮想联翩，时而沉浸于一江春水的妙境，时而徜徉在芭蕉绿雨的幽谷，如醉如痴，遐思悠悠。

孕产小提示

◎小贴士

准妈妈还可以每天哼唱几首曲子，最好选择抒情歌曲，也可唱些"小宝宝，快睡觉"之类的摇篮曲，唱的时候要保持心情舒畅，富于感情，如同宝宝就在面前，可以充分把心底的愉悦传递给胎儿。经常聆听父母的歌声，会使胎儿精神安定，母与子心音谐振，为出生后形成豁达开朗的性格打下良好的心理基础。

推荐音乐曲目

《费加罗的婚礼》

◎沃尔夫冈·阿玛多伊斯·莫扎特（奥地利）

《费加罗的婚礼》序曲采用交响乐的手法，言简意赅地体现了这部喜剧所特有的轻松而无节制的欢乐，以及进展神速的节奏，这段充满生活动力而且效果辉煌的音乐本身，具有相当完整而独立的特点，因此它可以脱离歌剧而单独演奏，成为音乐会上深受欢迎的传统曲目之一。

《鳟鱼》

◎弗朗茨·泽拉菲库斯·彼得·舒伯特（奥地利）

奥地利作曲家弗朗茨·泽拉菲库斯·彼得·舒伯特曾经创作完成了许多室内乐作品。在弗朗茨·泽拉菲库斯·彼得·舒伯特的室内乐中，被认为艺术成就最高的是弦乐五重奏，而这首《鳟鱼》五重奏，则是他所有的室内乐作品中最著名、最受人喜爱的一首。

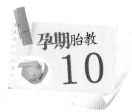

孕期胎教 10

准爸爸**怎么做**

在准妈妈怀孕期间准爸爸一定要以身作则，保持旺盛的求知欲，陪准妈妈读读书。如果怀孕时准妈妈既不思考也不学习，对胎儿的大脑发育是极为不利的。

孕产要点

让胎宝宝记住**准爸爸的声音**

生活中我们会看到这样的现象，一些婴儿，即使不熟悉的女性逗他，他也会微笑，而准爸爸逗他则反而会哭，别说其他的男性了。这正是孩子从胎宝宝期到出生后的一段时间里，对男性的声音不熟悉造成的。为了消除孩子对男性包括对准爸爸的不信任感，所以，在呼唤胎教中准爸爸应该扮演一个非常重要的角色。

英国一位准爸爸在准妈妈怀孕期间给孩子起了个"Sky"的乳名，每次和准妈妈腹中胎宝宝说话的时候，都会称呼他为Sky。久而久之，当这位准爸爸用手触摸准妈妈隆起的腹部并呼唤孩子乳名的时候，会明显感觉到来自于胎宝宝的信息，似乎他听到准爸爸的声音显得很兴奋。

孕产要点

不要**吸烟**

准爸爸在家里与准妈妈对话时，千万要记住，不要边吸烟边讲话。这样对准妈妈及胎宝宝都是不利的。因为烟雾中的有害物质就可以通过呼吸进入准妈妈体内，再通过血液输送给胎宝宝，从而对胎宝宝产生不良影响。

孕产要点

要帮助**准妈妈控制胎教时间**

有的准父母听说音乐胎教好，就从早到晚的放音乐，其实这样的做法是不科学的。胎教音乐不宜过长，5～10分钟的长度是较适合的，超过这个时间，胎宝宝的听觉神经和大脑会疲劳，反而起到不好的作用。

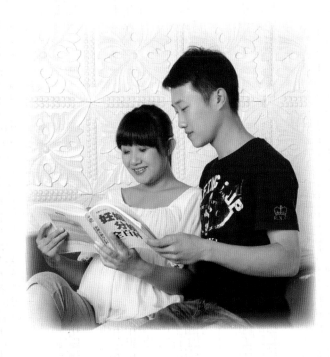

孕前 准备

每月 变化

孕期 检查

孕期 营养

生活 指导

孕期 保健

孕期 胎教

孕期胎教
11

名画欣赏：《吹笛少年》

这是《吹笛少年》用几乎没有影子的平面人物画法，表现人物的实在，从这里我们可以看到爱德华·马奈的才气和自负感。推荐准妈妈欣赏这幅《吹笛少年》，这幅画明显具有日本浮世绘版画的风格。

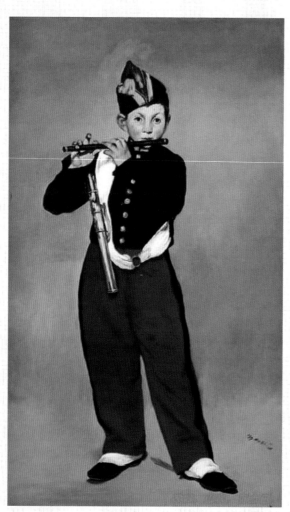

《吹笛少年》／爱德华·马奈（法国）

在这幅带有日本绘画风格的画作中，我们还可以看到委拉斯贵支以及戈雅不用任何背景和装饰的画风。画中的吹笛少年以右脚为重心站立，左腿向外伸展，上身自然向左倾斜，手指在乐器的孔洞上按压，悠扬的音符流泻而出，脸上神情专注，谨慎的演出。

这幅画中运用三种基本色调——红色裤子、黑色上衣以及赭石色的背景。红色裤子两边的黑色边线，与黑色上衣连成一气，红、黑两色间的关系，被爱德华·马奈以金黄色的衣扣和吹笛少年肩上的白色披带突显出来。赭石色的背景，是既无横面又无竖面的抽象背景，赭石色的底色，以人物为中心，渐次向外加深，使吹笛少年处于明亮的空间中。

孕前准备
每月变化
孕期检查
孕期营养
生活指导
孕期保健
孕期胎教

孕期胎教 12

名画欣赏：**《蒙马特大街》**

现在是胎宝宝迅速发育的时期，所以应进一步加强抚摸胎教，锻炼胎宝宝皮肤的触觉。比较理想的抚摸时间是在傍晚胎动频繁的时候，准妈妈可以一边抚摸一边欣赏这幅名画，并把画中的景物与自己的感受讲给胎宝宝听。

《蒙马特大街》是法国画家卡米耶·毕沙罗所创作，这是一幅蒙马特大街的全景图，街道两侧尽收画面，人群流动，车水马龙，由于视角宽广，楼房林立，车马人流很小，只能凭感觉用粗笔点画出来，然而显得特别生动，加之透视准确，画中车马人流仿佛在画中移动，它描绘了现代都市的繁忙热闹场面。

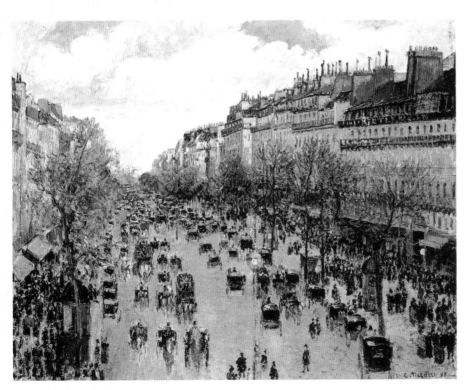

《蒙马特大街》／卡米耶·毕沙罗（法国）

■ 唯美视觉

在这幅画上，构图宏伟，街景庄严而有气派；色彩丰富柔和，在冷暖色对比中，充满中间调子的过渡，形成一种细致而变化丰富的灰调子，但很明亮，它显示着光的饱满，其笔触均匀而不失活泼变化，粗犷与细致融为一体，表现出毕沙罗特有的艺术风格。

孕前 准备

每月 变化

孕期 检查

孕期 营养

生活 指导

孕期 保健

孕期 胎教

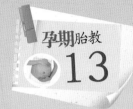

孕期胎教 13

胎教故事：守株待兔

这是一则家喻户晓的寓言故事。兔子自己撞死在树上，这是生活中的偶然现象。而故事中的那个农夫却把它误认为是经常发生的必然现象，最后落得一无所获的下场。

守株待兔

春秋时期，宋国有位农夫，他每天早上很早就到田里干活儿，一直到太阳下山才收拾农具回家。

有一天，农夫正在田里辛勤地耕种，突然远远跑来一只兔子，这只兔子跑得又急又快，一不小心撞在了稻田旁边的大树上，这一撞，撞断了兔子的颈部，兔子当场倒地死了。

一旁的农夫看到之后，急忙跑上前去，看到兔子已经死了，便开心地提起兔子，收拾农具回家了。农夫到家后就把兔子煮熟了，大吃了一顿。农夫一边品尝着鲜美的兔肉一边想："天底下既然有这么好的事，自己又何必每天辛苦地耕田呢？"

从此以后，农夫整天守在稻田的大树旁，希望能再等到不小心撞死的兔子。可是许多天过去了，他都没能等到撞死的兔子。而他的农田因为无人料理，长满了杂草，一天比一天荒芜。

■ **宝贝，妈妈对你说**

自己不勤勤恳恳的劳动，却只想靠碰运气过日子，是不会有好结果的。我的宝贝，希望你长大后能凭借自己辛勤的劳动和智慧，过上好日子！一定不要做这种"守株待兔"式的蠢人。

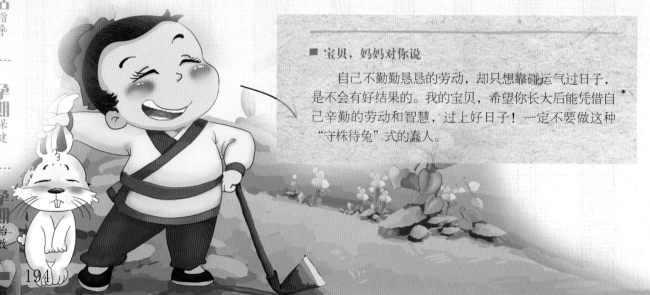

孕期胎教
14

胎教故事：狼来了

这是个很老很老的故事，这个故事流传至今，已经教育了很多很多人。它告诫我们，做人要诚实，千万不能撒谎，否则失去信誉的人是要吃大亏的。

狼来了

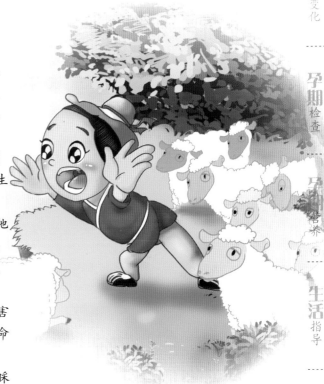

从前，有个放羊娃，每天都去山上放羊。

有一天，他觉得十分无聊，就想了个捉弄大家的方法。他冲着山下正在种田的农夫们大声喊："狼来了！狼来了！救命啊！"农夫们听到喊声急忙拿着锄头和镰刀往山上跑，他们边跑边喊："不要怕，孩子，我们来帮你打恶狼！"

农夫们气喘吁吁地赶到山上一看，连狼的影子也没有！放羊娃哈哈大笑道："真有意思，你们上当了！"农夫们生气地走了。

第二天，放羊娃故技重演，善良的农夫们又冲上来帮他打狼，可还是没有见到狼的影子。放羊娃笑得直不起腰："哈哈！你们又上当了！哈哈！"大伙儿对放羊娃一而再、再而三地说谎感到十分生气，从此再也不相信他的话了。

过了几天，狼真的来了，一下子闯进了羊群。放羊娃害怕极了，拼命地向农夫们喊："狼来了！狼来了！快救命呀！狼真的来了！"

农夫们听到他的喊声，以为他又在说谎，大家都不理睬他，没有人去帮他，结果放羊娃的许多羊都被狼咬死了。

■ 宝贝，妈妈对你说

爸爸妈妈希望我们的宝贝能够做个诚实的人，因为诚实就像金子一样宝贵，只要你能做到诚实守信，幸运就会一直陪伴着你。

孕前准备 ---- 每月变化 ---- 孕期检查 ---- 孕期营养 ---- 生活指导 ---- 孕期保健 ---- 孕期胎教

孕前 准备

每月 变化

孕期 检查

孕期 营养

生活 指导

孕期 保健

孕期 胎教

孕期胎教
15

手指操：《小鸡》

准妈妈长期坚持做手指运动，可以有效地促进其大脑与手指间的信息传递。

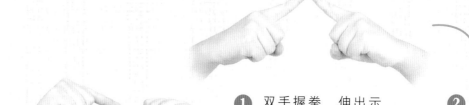

❶ 双手握拳，伸出示指，手指垂直相搭。

❷ 然后伸出中指相搭。

❻ 双手握拳，左手向侧面伸出拇指。右手伸出示指和拇指抓住左手拇指。

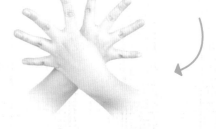

❸ 双手五指张开，拇指收回。左手手腕搭在右手手背。

❺ 左手五指张开，手心向下，手指略微向后翘。右手握拳，伸出示指和中指，搭在左手手腕。

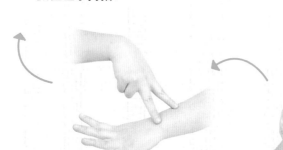

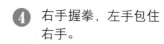

❹ 右手握拳，左手包住右手。

小 鸡

一只小鸡，叽，
两只小鸡，叽叽，
黄黄羽毛，
当大衣，
走来又走去，
只想吃东西。

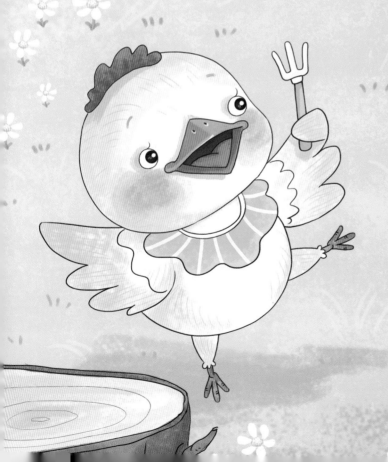
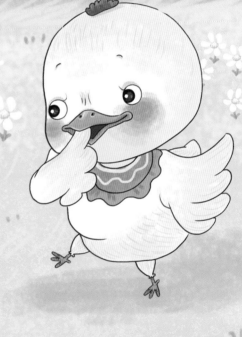

孕前准备

每月变化

孕期检查

孕期营养

生活指导

孕期保健

孕期胎教

孕期胎教 **16**

唐诗欣赏：《暮江吟》

《暮江吟》是唐朝诗人白居易创作的一首七言绝句，大约是822年（长庆二年）白居易在赴杭州任刺史的途中写的。诗人在这首诗中运用了新颖巧妙的比喻，创造出和谐、宁静的意境，通过吟咏表现出内心深处的情思和对大自然的热爱之情。

《暮江吟》是白居易"杂律诗"中的一首。全诗构思妙绝之处，在于摄取了两幅幽美的自然界的画面，加以组接。一幅是夕阳西沉、晚霞映江的绚丽景象，一幅是弯月初升，露珠晶莹的朦胧夜色。两者分开看各具佳景，合起来读更显妙境，诗人又在诗句中妥帖地加入比喻的写法，使景色倍显生动。由于这首诗渗透了诗人自愿远离朝廷后，轻松愉悦的解放情绪和个性色彩，因而又使全诗成了诗人特定境遇下审美心理功能的艺术载体。

暮江吟
——白居易

一道残阳铺水中，
半江瑟瑟半江红。
可怜九月初三夜，
露似珍珠月似弓。

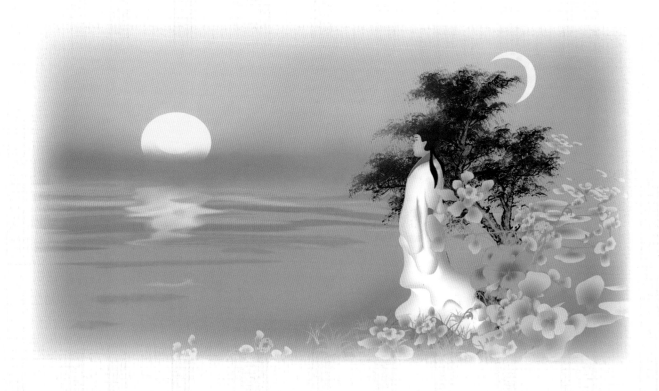

孕前准备
每月变化
孕期检查
孕期营养
生活指导
孕期保健
孕期胎教

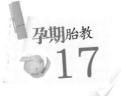

孕期胎教 17

准妈妈 唱童谣

准妈妈给胎儿读一些童谣，向她和胎儿传达爱的信息。平时休息时，做些轻松的事，慢慢地做呼吸训练、听听柔和的音乐、看看书或杂志，或者为孩子出生准备些东西。

小蚂蚁 搬大虫

一只蚂蚁爬出洞，
看见一只大青虫。
推一推，摇一摇，
大虫一动也没动。

小蚂蚁，跑回洞，
叫来一群小伙伴。
大家扛起大青虫，
高高兴兴抬回洞。

■ 关于童谣

这首歌是梁弘志作曲的。梁弘志是20世纪70年代末校园民歌发展的代表人物，一生创作了500多首歌曲。他的作品曲调优美，文词婉约，充满意境和韵味，有人甚至称其为叙述情感的音乐大师。

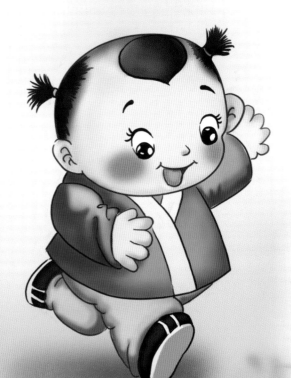

五个手指是一家

拇指是爸爸，爸爸开汽车，滴滴滴，
示指是妈妈，妈妈织毛衣，唰唰唰，
中指是哥哥，哥哥拍皮球，啪啪啪，
无名指是姐姐，姐姐梳小辫，编编编，
小手指就是我，我爱我的一家！

孕前 准备

每月 变化

孕期 检查

孕期 营养

生活 指导

孕期 保健

孕期 胎教

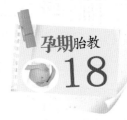

孕期胎教
18

联想 胎教

从受孕开始准妈妈就可以积极设想自己宝宝的形象，把美好的愿望具体化、形象化。日渐临近的分娩使准妈妈感到忐忑不安，甚至有些紧张，这时准妈妈可以开始联想胎教。

孕前 准备

每月 变化

孕期 检查

孕期 营养

生活 指导

孕期 保健

孕期 胎教

孕产要点

联想胎教的作用

联想胎教能够提高自己的自信心，并能最大限度地激发胎儿的潜能，对克服妊娠抑郁症也很有效果。摆出舒服的姿势让身体放松，然后想象最令人愉悦和安定的场景。准妈妈沉浸在美好的想象之中，格外珍惜腹中的胎儿，以其博大的母爱关注着胎儿的变化。胎儿通过感官得到这些健康的、积极的、乐观的信息，这就是胎教最好的过程。

孕产要点

用意想塑造理想中的宝宝

你想象中宝宝是什么样的

心中美好的愿望，能在我们的言行、举止和生命中表现出来。正因为先有了怀孕的愿望，然后才有了生命生长的实际。从胎教的角度来看，准妈妈的想象也是非同小可的，它能通过意念构成胎教的重要因素，转化渗透在胎儿的身心感受之中，影响着胎儿的成长。因此，准妈妈完全可以强化"我的宝宝应该是这样的"的愿望，盼望着他的到来，用自己的意想塑造理想中的胎儿。联想胎教的方法很多，其中的一项就是，想象腹中的胎儿是什么样的。当我们知道自己怀孕的那一刻，我们就会不厌其烦地在心中描绘着宝宝的形象，他会长得像我，还是会像老公多一些？要知道想象也是一种胎教，所以这时候的想象可不能是胡思乱想了，一定要有益于胎儿的生长发育。

把美好的愿望具体化

想象胎教要求，从怀孕开始，准妈妈就应该设计宝宝的形象，把美好的愿望具体化、形象化，想象着宝宝应具有什么样的面貌，什么样的性格，什么样的气质等。常常看一些准妈妈喜欢的儿童画和照片，仔细观察夫妻双方，以及双方父母的相貌特点，取其长处进行综合，在头脑中形成一个清晰的印象，并反复进行描绘。对于全面综合起来的具体形象，以"就是这样一个宝宝"的坚定信念在心底默默地呼唤，使之与腹内的胎儿同化。久而久之，你所希望的就潜移默化地变成了胎教，为胎儿所接受。

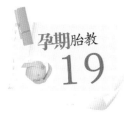

孕期胎教 19

艺术**胎教**

艺术胎教适合孕晚期。到了孕8个月，胎儿初步的意识萌动已经建立，所以，对胎儿心智发展的训练可以用较抽象、较立体的艺术胎教法为主。

孕产要点

艺术胎教的**作用**

艺术胎教要求准妈妈通过看、画、听、闻，感受生活中的一切美，将自己的美的感受通过神经传导输送给胎儿。艺术胎教能使胎儿事先拥有朦胧美的意识，出生后一般也较其他婴儿聪慧、活泼、可爱。

孕产要点

如何进行**艺术胎教**

准妈妈可以看一些使人精神振奋、情绪良好的书，这会对自身及胎儿身心健康都大有裨益。世界名著、伟人自传、优美的诗歌、儿歌，令人神往的童话等，著名的山水和名胜古迹的游记等都可以作为准妈妈的阅读书籍。

画画也是令准妈妈获得美的感受的方式之一。画画不仅能提高人的审美能力，产生美的感受，还能通过笔触和线条，释放内心情感，调节心绪平衡。画画的时候，不要在意自己是否画得好，可以持笔临摹美术作品，也可随心所欲地涂抹，只要感到快乐和满足，你就可以画下去。

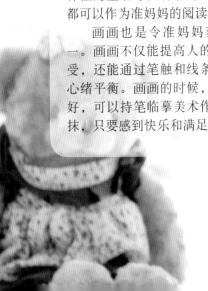

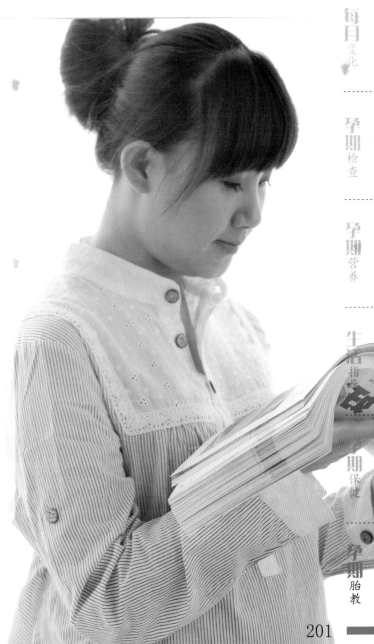

孕前准备

每月变化

孕期检查

孕期营养

生活指导

孕期保健

孕期胎教

201

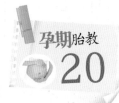

孕期胎教
20

名画欣赏：《抗拒爱神的少女》

作者以神话和寓言为题材，追求唯美主义，擅长创造美好的理想化的境界。准妈妈现在要继续保持良好的心态，可以欣赏下面这幅古典主义油画，让内心获得宁静与舒适。

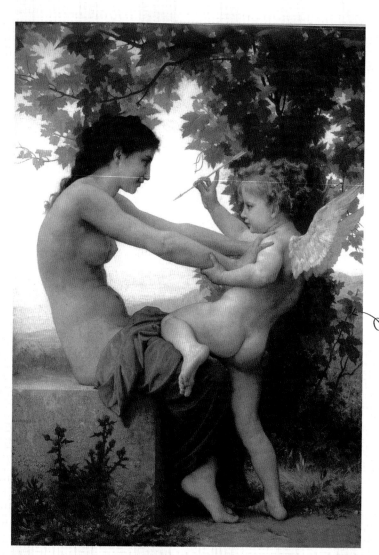

《抗拒爱神的少女》/ 威廉·阿道夫·布格罗（法国）

《抗拒爱神的少女》是威廉·阿道夫·布格罗约1880年创作的油画。画家精细刻画了少女的心理状态，这是一种在其纯洁的、自持的少女状态和爱的世界的痛苦之间的矛盾冲突。她带着微笑和爱神保持着距离。

这幅画高80厘米，宽55厘米，现藏于美国洛杉矶保罗格蒂博物馆。

■ 唯美视觉

精致细腻的画面，完美无瑕的画风，正是学院派绘画的典型特征。在观赏这幅画的同时，要暗示自己："我沐浴在温暖的阳光和清新的空气中，感受到温馨、宁静与爱，我情不自禁地笑了起来，今天真是美好的一天！"

孕期胎教 21

名画欣赏： 《西斯庭圣母》

每位准妈妈都有着与生俱来的母性，现在胎宝宝就在腹中，准妈妈会本能地带给他温柔与爱。

拉斐尔·桑西的画对美丽与神圣、爱慕与敬仰都恰到好处，使人获得一种纯洁、高尚的精神享受。画中圣母脚踩云端，两旁有 男一女，身披华贵的教皇圣袍，取下桂冠，虔诚地欢迎圣母驾临人间。圣母的另一侧是圣女渥瓦拉，她代表着平民百姓来迎驾，她的形象妩媚动人，沉浸在深思之中。她转过头，怀着母性的仁慈俯视着小天使，仿佛同他们交流思想的隐秘，这是拉斐尔的画中最美的一瞬间。人们忍不住追随小天使向上的目光，最终与圣母相遇，这是目光和心灵的汇合。

■ 聆听旋律

从天而降的圣母出现在我们的面前，初看丝毫不觉其动，但是当我们注视圣母的眼睛时，仿佛她正向你走来，她年轻美丽的面孔庄重而又平和，细看那颤动的双唇，仿佛听到圣母的祝福。

每一位准妈妈都像画中的圣母一样神圣而伟大，都会竭尽全力保护自己的胎宝宝。画中可爱的孩童与天使，是否让准妈妈想到自己的宝宝，一定会像天使一样可爱？

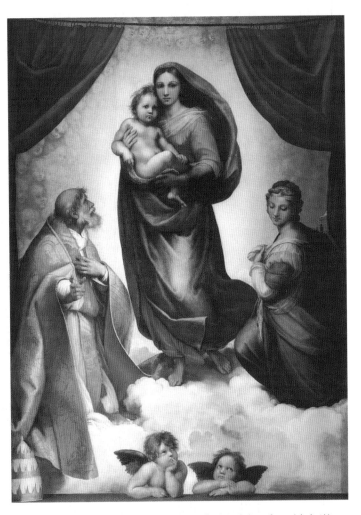

《西斯庭圣母》／拉斐尔·桑西（意大利）

孕前准备

每月变化

孕期检查

孕期营养

生活指导

孕期保健

孕期胎教

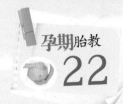

胎教故事： 《丑小鸭》

告诉宝宝，他在成长的过程中会面对诸多的困难，但不能因为自己在某方面不优秀，就看低了自己，只要敢于磨炼自己，永不服输，坚定地向着目标迈进，相信你一定能由最初的"丑小鸭"变成"白天鹅"。

丑小鸭

在一个非常美丽的乡下，有一只鸭子马上要变成鸭妈妈了，因为她的小鸭子快要孵出来了。终于，蛋一个接着一个"劈、劈"裂开了，出来一个个可爱的、毛茸茸的小鸭子，小鸭子们还"吱、吱"地叫，鸭妈妈"嘎、嘎"地回答，小鸭子们好像在说："好美丽的世界啊！"

可是还有一个大的鸭蛋没有裂开，于是鸭妈妈继续坐在巢里耐心地等待。

终于这枚大蛋裂开了，出来一只又大又丑的鸭子，和其他小鸭子不一样。鸭妈妈想：这小家伙会不会是只火鸡呢？

鸭妈妈想了一个办法，这一天阳光明媚，非常暖和，她带着孩子们去游泳。鸭妈妈扑通跳进水里，小鸭子们也一个接着一个跟着跳下去。水淹到了小鸭子们的头上，但是小鸭子马上又冒出来了，游得非常漂亮。所有的小鸭子都在水里，连那个丑陋的灰色小家伙也跟大家在一起游。"真好，它不是火鸡！"鸭妈妈想。

可是过了几天，小鸭子们都开始啄这只丑鸭子，而且情况一天比一天糟。大家都要赶走这只可怜的丑小鸭，小鸭子们老是说："你这个丑妖怪，希望猫儿把你抓去才好！"

有一天，丑小鸭看见蓝天上飞过一群白天鹅，丑小鸭羡慕极了。它想：要是我也能拥有一双像白天鹅一样的翅膀该多好呀！那样，我就能飞到外面的世界去看看。"

丑小鸭慢慢长大，终于有一天它离开了家。这是一个寒冷的冬天，丑小鸭走了很久走累了，倒在了地上。这时，一位农夫路过，好心的农夫救了丑小鸭，把它抱回家给它造了一个温暖舒适的窝。

到了第二年春天，丑小鸭终于长大了。它也不再是那只灰色的丑小鸭，它拥有雪白的羽毛，变成了一只真正的白天鹅。这一天他在河里游泳，天空中有一群白天鹅飞过，白天鹅和丑小鸭打招呼，很快它们就成了好朋友，一起游过一条小河，不知不觉来到了丑小鸭出生的地方。小鸭们认出了丑小鸭，心里感到一种说不出的难过。鸭妈妈高兴地为丑小鸭祝福，看着丑小鸭和白天鹅们越飞越高、越飞越快、越飞越远……

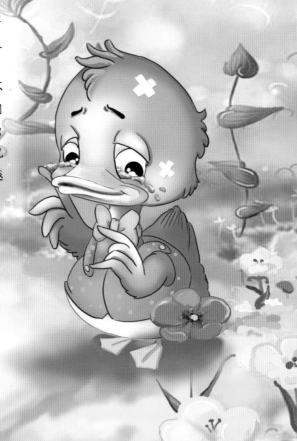

孕前准备

每月变化

孕期检查

孕期营养

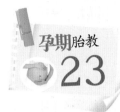

孕期胎教
23

手指操： 《捶捶背》

胎宝宝受到母亲双手轻轻地抚摩之后，亦会引起一定的条件反射。这时候正适合做手指操，可以点着自己的肚皮和宝宝一起做。

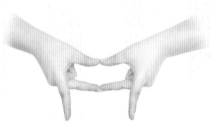

❷ 在步骤"1"的基础上，收回拇指。

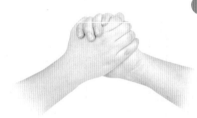

❶ 双手握拳，伸出拇指、示指和中指。拇指与拇指相贴，中指与中指相贴，示指向下伸出。

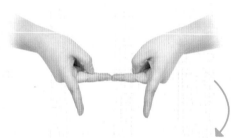

❺ 双手五指并拢，左右手相握。

❸ 左手五指并拢，手指微弯。右手握拳，伸出示指勾回，放在左手手背上。

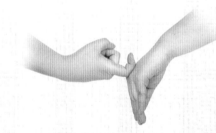

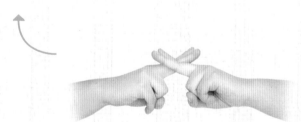

❹ 双手握拳，手心向下，伸出示指和中指，相互交叉。

孕前准备

每月变化

孕期检查

孕期营养

生活指导

孕期保健

孕期胎教

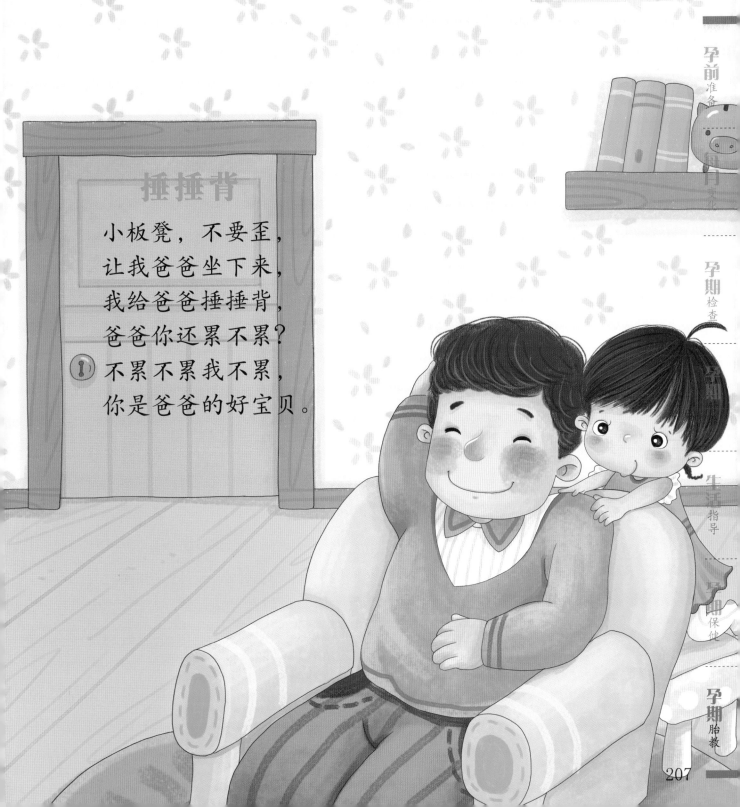

捶捶背

小板凳，不要歪，
让我爸爸坐下来，
我给爸爸捶捶背，
爸爸你还累不累？
不累不累我不累，
你是爸爸的好宝贝。

孕前准备

孕期检查

孕期生活指导

孕期保健

孕期胎教

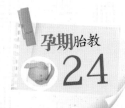

孕期胎教
24

散文欣赏： 《你是人间的四月天》

林徽因出生于浙江杭州。建筑学家和作家，为中国第一位女性建筑学家，同时也被胡适誉为中国一代才女。文学著作包括散文、诗歌、小说、剧本、译文和书信等。准妈妈可带着感情把这首诗朗诵给胎宝宝听。

我说你是人间的四月天，
笑响点亮了四面风，
轻灵在春的光艳中交舞着变。
你是四月早天里的云烟，
黄昏吹着风的软，
星子在无意中闪，
细雨点洒在花前。
那轻，那娉婷，你是，
鲜妍百花的冠冕你戴着，
你是天真，庄严，
你是夜夜的月圆。

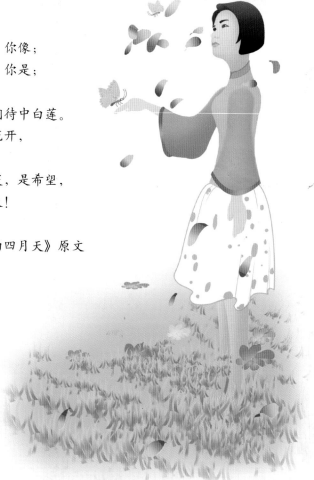

雪化后那片鹅黄，你像；
新鲜初放芽的绿，你是；
柔嫩喜悦，
水光浮动着你梦期待中白莲。
你是一树一树的花开，
是燕在梁间呢喃，
——你是爱，是暖，是希望，
你是人间的四月天！

——《你是人间的四月天》原文

走进散文

这首诗是一篇极为优秀的作品。四月，一年中的春天，也是春天中的盛季。在这样的季节里，诗人要写下心中的爱，诗人将这样的春景比作心中的"你"。在准妈妈心目中，胎宝宝就是这人间的四月天，代表着爱、温暖和希望。

孕前准备
每月变化
孕期检查
孕期营养
生活指导
孕期保健
孕期胎教